MAXIM SCHALLES

DIE KLEINE TRAUMA SPRECHSTUNDE

Das bewährte Selbsthilfebuch für den Alltag

Alle Ratschläge in diesem Buch wurden vom Autor und vom Verlag sorgfältig erwogen und geprüft. Eine Garantie kann dennoch nicht übernommen werden. Eine Haftung des Autors beziehungsweise des Verlags für jegliche Personen-, Sach- und Vermögensschäden ist daher ausgeschlossen.

Email: info@edition-lunerion.de
www.edition-lunerion.de

Psiana eCom UG
Berumer Str. 44
26844 Jemgum

Inhalt

Die kleine Traumasprechstunde

Willkommen zur Traumasprechstunde. Der Grund, warum Sie hier sind, ist vermutlich relativ eindeutig: Sie haben etwas Traumatisches erlebt und möchten wissen, wie Sie dieses Erlebnis verarbeiten können. Oder wollen Sie zuerst einmal sichergehen, dass Sie überhaupt ein Trauma haben? Brauchen Sie tatsächlich professionelle Hilfe oder können Sie die negativen Gedanken, die Angstzustände oder die sonstigen Symptome, unter denen Sie leiden, auch selbst bewältigen? Und überhaupt: Ist das Leben nicht ohnehin voller Höhen und Tiefen? Muss man unter Umständen nicht einfach mit dem Trauma und den damit negativen Gedanken und Gefühlen leben – oder ist es zwingend notwendig, die Traumasprechstunde zu besuchen?

Auf all diese Fragen werden wir gemeinsam Antworten erarbeiten. Dieser Ratgeber hilft Ihnen dabei, zu erkennen, ob Sie tatsächlich traumatisiert sind und um welche Art von Trauma es sich in Ihrem Fall handelt, denn Trauma ist nicht gleich Trauma. Außerdem werden wir der Ursache und der Wirkung des Erlebten auf den Grund gehen, dabei benötigen wir vor allem Ihre aktive Unterstützung. Die hier genannten Methoden und Übungen lassen sich zwar auf verschiedenste Traumata anwenden, wirklich hilfreich wird dieser Text aber erst, wenn Sie sich auf ihn einlassen und beim Lesen gewissermaßen Ihre konkrete Situation mitdenken. Wenden Sie also die Beispiele auf Ihre Situation an, um einen entsprechenden Mehrwert aus ihnen zu ziehen.

Nachdem wir das Trauma erkannt und verstanden haben, werden wir gemeinsam daran arbeiten, Ihr Trauma aktiv zu bewältigen und entsprechende Lösungsstrategien zu verwirklichen. Dabei werden sowohl therapeutische und psychologische Ansätze als auch Methoden zur Selbsthilfe erörtert, die Sie zusätzlich in Ihren Alltag integrieren können. Der Fokus liegt hierbei vor allem auf Langfristigkeit und Nachhaltigkeit der Methoden – schließlich nützt es Ihnen wenig, wenn Sie sich zwar nach einer Übung kurzzeitig besser fühlen, kurze Zeit später jedoch bereits wieder in alte Muster verfallen. Wir wollen Ihr Trauma also nicht nur für den Moment bekämpfen, sondern langfristig besiegen.

Hinweis: In diesem Buch finden Sie an verschiedenen Stellen QR-Codes, die Sie zu Audiodateien führen. Falls Sie keine Möglichkeit haben, diese zu scannen, können Sie alle Dateien auch über diesen Link finden: https://bit.ly/3TDZxUY

WAS IST ÜBERHAUPT EIN TRAUMA?

Der Begriff des Traumas wird heutzutage häufig inflationär verwendet. In der Alltagssprache neigen viele Menschen dazu, auch unangenehme oder belastende Situationen in die Kategorie Trauma einzuordnen – „Diese Prüfung im Studium hat mich so traumatisiert" oder „Ich habe immer noch ein Trauma von meiner letzten Beziehung". Zwar können in Extremfällen auch nicht bestandene Prüfungen oder gescheiterte Beziehungen ein Trauma in uns wecken, doch sie selbst sorgen keinesfalls für traumatische Zustände. Eine nicht bestandene Prüfung kann uns belasten, auch Erinnerungen daran wecken wahrscheinlich negative Gefühle in uns, doch diese Art der Gefühle und Gedanken kann nicht als Trauma qualifiziert werden.

Und selbst wenn eine gescheiterte Beziehung unsere folgenden Beziehungen belastet, bedeutet dies keinesfalls, dass aus der alten Beziehung ein Trauma entstanden ist. Missbräuchliche Beziehungen sind an dieser Stelle ausgenommen, wir werden zu einem späteren Zeitpunkt noch einmal darauf zu sprechen kommen. Lassen Sie uns also zunächst klären, wie der Begriff des Traumas korrekt zu verwenden ist und was er tatsächlich bedeutet, denn die inflationäre Verwendung eines Begriffs kann dazu führen, dass er verwässert oder im schlimmsten Fall sogar entwertet wird. Die breite Öffentlichkeit ist dann geneigt, echte Traumata weniger ernst zu nehmen, da so viele Menschen von einem Trauma im Zusammenhang mit relativ alltäglichen negativen Erfahrungen sprechen.

Akute und komplexe Traumata

Wir werden im nächsten Kapitel noch in aller Ausführlichkeit auf die Arten von Traumata eingehen. Zunächst ist es jedoch wichtig, die grundlegende Unterscheidung zwischen einem akuten Trauma und einem komplexen Trauma zu kennen. Akute Traumata und komplexe Traumata sind zwei verschiedene Arten von traumatischen Erfahrungen, die unterschiedliche Auswirkungen haben können.

Akutes Trauma: Ein akutes Trauma bezieht sich auf eine einzelne belastende oder lebensbedrohliche Erfahrung, die plötzlich und unerwartet auftritt. Diese hervorrufenden Ereignisse können verschiedene Formen annehmen, wie beispielsweise ein Unfall, eine Naturkatastrophe, ein Gewaltakt oder ein Überfall. Akute Traumata können auch durch medizinische Notfälle wie schwere Verletzungen oder Operationen verursacht werden.

Wenn Sie ein akutes Trauma erleben, entwickeln Sie möglicherweise eine Reihe von Symptomen, die typisch für eine Posttraumatische Belastungsstörung (PTBS) sind. Dazu gehören Flashbacks, Albträume, erhöhte Angst, Reizbarkeit, Schlafstörungen und ein allgemeines Gefühl von Angst oder Vermeidung. Diese Symptome können nach dem traumatischen Ereignis auftreten und über einen längeren Zeitraum anhalten, insbesondere wenn Sie keine angemessene Unterstützung oder Behandlung erhalten.

Die Behandlung von akuten Traumata konzentriert sich oft auf die Bewältigung der Symptome und die Wiederherstellung eines Gefühls von Sicherheit und Stabilität. Dies kann durch psychotherapeutische Interventionen wie kognitive Verhaltenstherapie, EMDR-Therapie (später zu beiden mehr) oder Traumabehandlungen erfolgen, die darauf abzielen, die Auswirkungen des traumatischen Ereignisses zu verarbeiten und zu reduzieren.

Komplexes Trauma: Im Gegensatz dazu bezieht sich ein komplexes Trauma auf wiederholte oder langanhaltende traumatische Erfahrungen, die oft in der Kindheit auftreten und in der Regel von Personen ausgehen, die eine enge Beziehung zur betroffenen Person haben, wie Eltern oder Pflegepersonen. Diese Art von Trauma kann verschiedene Formen von Misshandlung, Vernachlässigung oder andere Formen von emotionaler, physischer oder sexueller Gewalt umfassen.

Wenn Sie ein komplexes Trauma erleben, entwickeln Sie in der Regel ebenfalls eine breite Palette von Symptomen, die über diejenigen einer sogenannten „Posttraumatischen Belastungsstörung" (kurz PTBS) hinausgehen. Dazu gehören Probleme mit Bindung und Beziehungen, emotionale Dysregulation, Identitätsprobleme, Schwierigkeiten bei der Selbstregulierung, ein negatives Selbstbild, Selbstverletzung und Probleme im Bereich des Selbstwertgefühls.

Die Behandlung von komplexen Traumata erfordert oft einen umfassenden und ganzheitlichen Ansatz, der darauf abzielt, die verschiedenen Auswirkungen des Traumas anzugehen. Dies kann Therapien umfassen, die speziell darauf ausgerichtet sind, Bindungsprobleme zu behandeln, emotionale Regulation zu fördern und das Selbstwertgefühl zu stärken. Oft ist eine langfristige Therapie und Unterstützung notwendig, um die langanhaltenden Auswirkungen von komplexen Traumata zu bewältigen und das Wohlbefinden der betroffenen Person wiederherzustellen.

Insgesamt unterscheiden sich akute Traumata von komplexen Traumata durch die Art und Dauer der traumatischen Erfahrungen sowie die Vielfalt der Symptome, die sie verursachen können. Während akute Traumata oft durch ein einzelnes Ereignis ausgelöst werden und sich auf spezifische PTBS-Symptome konzentrieren, umfassen komplexe Traumata wiederholte oder langanhaltende traumatische Erfahrungen, die eine breitere Palette von emotionalen, kognitiven und sozialen Schwierigkeiten verursachen können.

Der Test: Bin ich möglicherweise von einem Trauma betroffen?

Gerade weil der Begriff des Traumas in der Vergangenheit ein wenig verwässert wurde, ist es zunächst entscheidend, festzustellen, ob tatsächlich ein Trauma bei Ihnen vorliegt oder nicht. Der folgende Test liefert zumindest valide Anhaltspunkte für die Feststellung eines Traumas. Mit simplen Multiple-Choice-Fragen können wir verifizieren, ob Sie möglicherweise von einem echten Trauma betroffen sind und dementsprechend daran arbeiten sollten.

Wichtig ist: Bei diesem Test handelt es sich nicht um ein medizinisches Diagnoseinstrument. Zwar ist der Test wissenschaftlich fundiert und liefert Anhaltspunkte zur Feststellung möglicher Traumata, eine absolute Gewissheit können Sie jedoch nur erlangen, wenn Sie einen Facharzt oder einen Psychologen aufsuchen. Wenn Sie das Gefühl haben, dass bei Ihnen ein Trauma vorliegen sollte, konsultieren Sie unter allen Umständen einen Experten. Professionelle Hilfe zu beanspruchen, hat nichts mit einer persönlichen Schwäche zu tun, es ist schlicht und ergreifend notwendig, sich Hilfe zu suchen, um die eigene mentale Gesundheit nicht langfristig zu gefährden.

1. In den letzten Monaten habe ich wiederholt unangenehme Erinnerungen oder Albträume zu einem belastenden Ereignis erlebt.

☐ gar nicht

☐ manchmal

☐ häufig

☐ ständig

2. Seit dem belastenden Ereignis habe ich Schwierigkeiten, mich zu konzentrieren oder Dinge zu erledigen.

☐ gar nicht

☐ ein wenig

☐ ziemlich stark

☐ sehr stark

3. Ich habe vermehrt körperliche Beschwerden wie Kopfschmerzen, Magenschmerzen oder Rückenschmerzen seit dem belastenden Ereignis.

☐ nie

☐ selten

☐ manchmal

☐ häufig

4. In sozialen Situationen fühle ich mich oft ängstlich, nervös oder unwohl seit dem belastenden Ereignis.

☐ fast nie

☐ gelegentlich

☐ oft

☐ immer

5. Seit dem belastenden Ereignis meide ich Orte, Personen oder Aktivitäten, die mich an das Ereignis erinnern.

☐ gar nicht

☐ ein wenig

☐ ziemlich stark

☐ sehr stark

6. Ich erlebe starke emotionale Reaktionen (wie Wut, Traurigkeit, Scham) bei Gedanken oder Erinnerungen an das belastende Ereignis.

☐ nie

☐ manchmal

☐ häufig

☐ ständig

7. Ich habe Schlafstörungen (Einschlaf- oder Durchschlafprobleme) seit dem belastenden Ereignis.

☐ nie

☐ ab und zu

☐ oft

☐ jede Nacht

8. Seit dem belastenden Ereignis habe ich das Gefühl, meine Zukunftsaussichten seien beeinträchtigt oder sogar hoffnungslos.

☐ gar nicht

☐ ein wenig

☐ ziemlich stark

☐ sehr stark

9. Ich fühle mich oft gereizt, wütend oder aggressiv seit dem belastenden Ereignis.

☐ fast nie

☐ gelegentlich

☐ oft

☐ ständig

10. Ich habe das Gefühl, dass ich mich seit dem belastenden Ereignis emotional zurückgezogen habe.

☐ nie

☐ manchmal

☐ häufig

☐ ständig

11. Ich habe Schwierigkeiten, seit dem belastenden Ereignis anderen Menschen zu vertrauen.

☐ gar nicht

☐ ein wenig

☐ ziemlich stark

☐ sehr stark

12. Seit dem belastenden Ereignis fühle ich mich oft schuldig oder habe das Gefühl, dass ich etwas falsch gemacht habe.

☐ nie

☐ manchmal

☐ häufig

☐ ständig

13. Ich erlebe Flashbacks oder plötzliche Erinnerungen an das belastende Ereignis.

☐ nie

☐ selten

☐ manchmal

☐ häufig

14. Seit dem belastenden Ereignis habe ich das Gefühl, dass ich mich selbst oder andere gefährden könnte.

☐ gar nicht

☐ ein wenig

☐ ziemlich stark

☐ sehr stark

15. Ich fühle mich seit dem belastenden Ereignis oft emotional taub oder abgestumpft.

☐ nie

☐ selten

☐ manchmal

☐ häufig

16. Ich habe seit dem belastenden Ereignis Schwierigkeiten, positive Emotionen zu empfinden.

☐ gar nicht

☐ ein wenig

☐ ziemlich stark

☐ sehr stark

17. Seit dem belastenden Ereignis habe ich das Gefühl, dass ich mein Leben nicht mehr so genießen kann wie zuvor.

☐ gar nicht

☐ ein wenig

☐ ziemlich stark

☐ sehr stark

18. Ich habe das Gefühl, dass meine Beziehungen zu anderen seit dem belastenden Ereignis beeinträchtigt sind.

☐ gar nicht

☐ ein wenig

☐ ziemlich stark

☐ sehr stark

19. Seit dem belastenden Ereignis habe ich vermehrt Selbstzweifel oder ein geringes Selbstwertgefühl.

☐ nie

☐ manchmal

☐ häufig

☐ ständig

20. Ich habe das Gefühl, dass das belastende Ereignis mein Leben stark negativ beeinflusst hat.

☐ gar nicht

☐ ein wenig

☐ ziemlich stark

☐ sehr stark

Welche Antworten tendenziell eher für ein Trauma sprechen und welche dagegen, ist relativ eindeutig. Je stärker Sie ein belastendes Erlebnis beeinflusst und je größer die Auswirkungen auf soziale Interaktionen sind (Sie ziehen sich tendenziell eher zurück, fühlen sich in sozialen Situationen unwohl) und je heftiger körperliche Symptome auftreten, desto wahrscheinlicher haben wir es mit einem Trauma zu tun. Antworten Sie dennoch komplett offen und ehrlich und kreuzen Sie nichts an, weil Sie glauben, die Auswirkung der Antworten bereits zu kennen!

Wichtiger Hinweis:
Weder dieser Test noch alle folgenden stellen einen Ersatz für eine ärztliche oder psychologische Diagnose dar!

Die Welt der Traumata verstehen

**„Wer alles versteht, sieht,
dass es nichts zu verzeihen gibt."**
(Pablo Picasso)

Nach einer ersten Annäherung an das Thema haben Sie nun eine Vorstellung davon, was ein Trauma ist und Sie können, u. a. mithilfe des Selbsttests, zumindest grundsätzlich einschätzen, ob Sie persönlich von einem Trauma betroffen sind. Damit ist allerdings nur der Grundstein gelegt, der zweite und wichtigste Schritt ist die eigentliche Arbeit an dem Trauma, denn es soll Sie im Alltag nach Möglichkeit nicht mehr belasten und beeinträchtigen. Noch bevor wir mit der Traumaarbeit beginnen, lassen Sie uns allerdings noch einen weiteren bedeutenden Zwischenschritt gehen: Wir müssen die Welt der Traumata *verstehen*, um ihr im Anschluss inhaltlich zu begegnen.

Ursachen von Traumata

Traumata können aus einer Vielzahl von Ursachen resultieren, die von individuellen Lebenserfahrungen bis hin zu umweltbezogenen Krisen reichen.

Frühkindliche Prägung und Kindheitserlebnisse

In der Psychologie sowie der Verhaltensforschung gibt es das Konzept der *Prägung*. Kinder lernen, indem sie das Verhalten von Erwachsenen imitieren oder indem sie lernen, dass auf einen bestimmten Reiz eine bestimmte Reaktion folgt (Reiz-Reaktions-Schema). Bekannt ist dabei das Experiment von dem russischen Mediziner und Psychologen Iwan Pawlow, der jedes Mal, bevor er seinen Hund fütterte, mit einer Glocke läutete. Nach einer gewissen Zeit setzte der Speichelfluss des Hundes ein, sobald er nur die Glocke läuten hörte, auch ohne Futter. Man spricht in diesem Fall auch von *Konditionierung*. Uns wird also bewusst beigebracht, auf einen bestimmten Reiz zu reagieren (Mazur, 2006).

Auch kleine Kinder müssen die alltäglichsten Dinge lernen, z. B., dass man reagiert, wenn jemand nach seinem Namen ruft, oder dass man etwas isst, wenn man hungrig ist. Die frühkindliche Prägung erfolgt schätzungsweise bis zum dritten Lebensjahr und gilt als die entscheidende Phase für die Prägung des Kindes.

Je nachdem, in welchem Umfeld ein Kind aufwächst und welche Erfahrungen es macht, wird sein Verhalten als Erwachsener unterschiedlich sein. Ein Kind, das in einem liebevollen Umfeld aufwächst, hat als erwachsene Person in der Regel keine Probleme damit, Bindungen einzugehen; ein Kind hingegen, das durch das ständige Streiten der Eltern geprägt wird, wird dank seiner Prägung stets vorsichtig bleiben, da Beziehungen oder eine Ehe mit Konflikten assoziiert wird. Der erste Forscher, der die Bedeutung der frühkindlichen Prägung für die psychische Verfassung erwachsener Menschen herausstellte, war der Vater der Psychoanalyse: Sigmund Freud. Er argumentierte, dass zahlreiche psychische Probleme ihre Wurzeln in der Kindheit haben, eine These, die bis heute als wahrscheinlich erachtet wird. Schlimme Erlebnisse in der Kindheit können also (unbewusst) zu einem Trauma und zu bestimmten Verhaltensweisen sowie Ängsten, Angststörungen oder psychischen Erkrankungen führen.

Ein wesentlicher Aspekt bei der Betrachtung von Traumata ist die Rolle der Kindheit, da viele traumatische Ereignisse in der frühen Entwicklung stattfinden und langfristige Auswirkungen haben können. Kindheitstraumata umfassen verschiedene Formen von Vernachlässigung, Missbrauch (physisch, emotional oder sexuell), Trennung von wichtigen Bezugspersonen, Zeugenschaft von häuslicher Gewalt oder anderen traumatischen Ereignissen. Diese Ereignisse können das Vertrauen, das Sicherheitsgefühl und die Fähigkeit zur Regulation von Emotionen und Stress beeinträchtigen. Kinder, die traumatische Erfahrungen machen, haben oftmals Schwierigkeiten, gesunde Bindungen aufzubauen, und sind einem erhöhten Risiko für psychische Gesundheitsprobleme wie Posttraumatische Belastungsstörungen (kurz PTBS), Depressionen und Angststörungen ausgesetzt.

Vernachlässigung

Vernachlässigung in der Kindheit ist eine der schlimmsten Erfahrungen, die ein Mensch machen kann, die Folgen sind mitunter gravierend. Forschungsergebnisse zeigen, dass Kinder, deren körperliche Bedürfnisse nach Licht, Sauerstoff und Nahrung zwar vollumfänglich befriedigt werden, die aber keine körperliche Nähe und Zuwendung erfuhren, im Erwachsenenalter unter schweren psychischen Beeinträchtigungen litten. Bei frühen Experimenten auf diesem Feld sollen sogar Kinder aus Mangel an Zuneigung gestorben sein.

Als Erwachsene neigen diese Menschen dazu, sich überflüssig zu fühlen, bei jeder Äußerung einer Bitte oder eines Bedürfnisses fühlen sie sich schuldig und haben das Gefühl, anderen zur Last zu fallen. Oftmals haben Menschen, die als Kinder Vernachlässigung erlebt haben, Probleme damit, ihre Gefühle auszudrücken und ihre Emotionen zu kanalisieren, d. h., sie lassen ihren Emotionen entweder unkontrollierten Raum oder unterdrücken diese, bis sie sich innerlich anstauen. Als Folge des Gefühls, minderwertig oder überflüssig zu sein, geben diese Menschen häufig schnell auf und fühlen sich, z. B. durch Aufgabenstellungen in der Schule oder im beruflichen Kontext, überfordert. Die Haltung „Ich kann das ohnehin nicht“ ist überproportional häufig anzutreffen.

Vernachlässigung im Kindesalter kann also zu einem Trauma führen. Versuchen Sie, sich zu erinnern, in welchen Situationen Sie sich vernachlässigt gefühlt haben. Dies ist, wie auch das Arbeiten an konkreten Situationen, ein wichtiger Bestandteil der Aufarbeitung von Traumata.

Missbrauch

Unabhängig vom Alter eines Menschen ist eine Missbrauchserfahrung eines der einschneidendsten Erlebnisse, die einem widerfahren kann. Sowohl bei missbrauchten Kindern als auch bei Erwachsenen kann ein solches Verbrechen zu einem Trauma führen. Bei Kindern kommt erschwerend hinzu, dass sie sich (je nach Alter) oftmals nicht vollständig an das Geschehen erinnern können. Sie haben lediglich vage Erinnerungen, müssen den Vorfall aber dennoch verarbeiten, da sie ansonsten keine innere Ruhe finden. Außerdem sind Kinder meist kognitiv nicht in der Lage, Missbrauch als solchen einzuordnen. Erwachsene wissen in einer solchen Situation, dass es sich um einen Missbrauch handelt, und können dementsprechend gezielter Hilfe suchen. Kinder können das Geschehene oftmals nicht in Worte fassen, weshalb Kindesmissbrauch viel zu häufig unentdeckt und ungestraft bleibt.

Es ist kaum nötig, zu erwähnen, dass missbrauchte Kinder selbstredend in einer Vielzahl der Fälle psychische Schäden davontragen. Im Erwachsenenalter leiden sie häufig an einer Störung der Sexualität, sie haben Bindungsprobleme und fühlen sich oft unwohl und bedrängt, wenn sie zu viel körperliche Nähe erfahren, selbst wenn sie von dem eigenen Partner/ der eigenen Partnerin kommt. Oftmals schämen sich die Opfer sexuellen Missbrauchs – ein Phänomen, das auch bei Erwachsenen zu beobachten ist. Sie werden daher schweigsam, zurückhaltend und haben häufig Probleme mit einem geringeren Selbstwertgefühl. Manche fühlen sich sogar schuldig, geben also nicht dem Täter, sondern sich selbst die Schuld an dem Missbrauch, was zusätzlich psychische Belastungen hervorrufen kann. Bei anderen wiederum, obgleich dies die selteneren Fälle sind, äußert sich die Missbrauchserfahrung später in Form von Wut und gesteigertem Aggressionsverhalten.

In einem solchen Fall ist häufig professionelle Hilfe die einzig richtige und effektive Lösung. Eine Missbrauchserfahrung ist so gravierend, dass man sie nicht unter eigener Anleitung aufarbeiten kann.

Wichtiger Hinweis: In Deutschland gibt es die Möglichkeit, über eine spezielle Notrufnummer vermisste oder missbrauchte Kinder zu melden. Diese Nummer bietet den Anrufern professionelle psychologische Erstbetreuung und Hilfe an. Unter 116111 erreichen Sie die sogenannte „Nummer gegen Kummer“ werktags von 14:00 bis 20:00 Uhr.

Trennung oder Gewalterfahrung

Kinder, die z. B. die Trennung ihrer Eltern miterleben, können davon traumatische Erfahrungen zurückbehalten. Je nachdem, wie die Trennung erlebt wird und wie viel die Kinder hiervon mitbekommen, kann eine Angst vor Bindungen entwickelt werden, da eine Beziehung als Auslöser für Konflikte, Streitigkeiten und Trennung wahrgenommen wird. Auch akute Beeinträchtigungen sind nicht selten. Kinder, deren Eltern sich in einem Trennungsprozess befinden, leiden nicht selten unter Niedergeschlagenheit, sie ziehen sich zurück und meiden soziale Kontakte. Auch Lern- und Konzentrationsschwierigkeiten sind häufiger zu beobachten.

Auch Gewalterfahrungen führen häufig zu Unsicherheit, Angstzuständen und Bindungsängsten. Je näher eine Person einem kommt, desto stärker wird die Angst, verletzt zu werden, und zwar sowohl körperlich als auch seelisch. Der Begriff „Gewalt“ umfasst ebenfalls beide Facetten. Auch Beleidigungen oder Erniedrigungen, also verbale oder psychische Gewalt, können denselben Effekt haben wie körperliche Gewalt. Die Reaktion darauf ist bei vielen Menschen ähnlich wie bei Missbrauch, auch hier sollten Sie sich an eine professionelle Hilfestelle wenden, wenn traumatische Folgen offensichtlich werden. Ganz grundsätzlich gilt, dass ab einem gewissen Maß an traumatischer Belastung einzig und allein professionelle Hilfe wirklich effektiv ist. Man kann sich, entgegen der bisweilen vertretenen Einschätzung mancher, nicht selbst therapieren. Nichtsdestotrotz gibt es allerdings Techniken und Übungen, die Sie im Alltag bei Ihrer Traumaarbeit unterstützen können, denn meist sind Psychologen oder Therapeuten nicht rund um die Uhr für Sie da. Das heißt, es ist enorm wichtig, über bestimmte Tools zu verfügen, die Ihnen in der konkreten Situation helfen können.

Übungen:

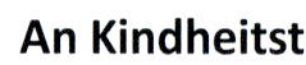

An Kindheitstraumata arbeiten

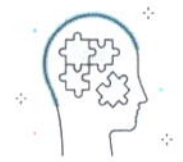

1. Ein sicheres Umfeld („Safe Space“) schaffen: Es gibt Orte, an denen fühlt man sich automatisch sicher und geborgen. Für manche ist dies die eigene Wohnung, für andere das Elternhaus oder ein Ort, der aus einem anderen Grund einen besonderen Platz in der Erinnerung eingenommen hat. Das Gefühl, an einem Ort sicher zu sein, keine Angst haben zu müssen, kann insbesondere für Traumapatienten sehr viel wert sein. Versuchen Sie daher, sich einen eigenen kleinen Safe Space, einen sicheren Rückzugsraum zu schaffen, an dem Sie sich wohl fühlen. In diesen geschützten Raum können Sie sich zurückziehen, wenn Sie eine Auszeit benötigen, mit niemandem sprechen möchten oder Ihren Emotionen freien Lauf lassen wollen. Suchen Sie sich also einen Platz, an dem Sie sich sicher fühlen, aber zugleich auch ungestört sind. Wenn Sie mehrere solcher Orte haben, erhöht sich auch Ihr Sicherheitsgefühl. Wenn Sie also etwa alleine in Ihrem Büro sitzen, kann auch dieser Ort ein Safe Space sein.

2. Hilfreiche Routinen entwickeln: Routinen können bisweilen sehr hilfreich sein, um eine feste Struktur und damit verbunden Sicherheit im Alltag zu etablieren. Manche Menschen neigen von Haus aus eher dazu, Routinen zu folgen. Dies können ein fester Ablauf nach dem morgendlichen Aufstehen, feste und geregelte Arbeitsprozesse und, ganz klassisch, der sonntägliche Tatort, der gemeinsam auf dem Sofa geschaut wird, sein. Doch selbst wenn Sie grundsätzlich kein Typ für feste Routinen sind, kann eine solche Struktur Ihnen im Falle der Traumaarbeit helfen. Unklare Abläufe schaffen stets Unsicherheit. Wenn Sie sich nicht jeden Morgen den Wecker stellen, wissen Sie nicht, wann Sie aufwachen werden, doch bereits das beeinflusst den weiteren Tagesverlauf. Verunsicherung kann eine Folge von Traumata sein. Um diese möglichst kleinzuhalten, sind Routinen ein wirksames Mittel. Natürlich sollten diese nicht einengend wirken, aber versuchen Sie, gewisse Routinen in Ihren Alltag zu integrieren und so mehr Sicherheit und Halt in Ihrem Leben zu genießen.

3. Gefühle zulassen: Eine Folge eines traumatischen Erlebnisses kann die Unterdrückung von Gefühlen sein. Die eigenen Gefühle werden als „falsch" oder „irrelevant" wahrgenommen, doch diese Denkweise führt dazu, dass sich Ihre Gefühle aufstauen. Der Psychoanalytiker Hans-Joachim Maaz spricht in diesem Zusammenhang von „Gefühlsstau". Die Menschen fressen ihre Gefühle förmlich in sich hinein, lassen sie nicht nach draußen und stauen sie daher in ihrem Innersten auf. Entweder brechen diese Gefühle irgendwann aus uns heraus und sind dann unverhältnismäßig stark oder aber sie bleiben in uns und belasten uns dauerhaft. Stattdessen sollten Sie einen offenen Umgang mit Ihren Gefühlen pflegen und diese zulassen. Schämen Sie sich nicht für Ihre Gefühle, sondern nehmen Sie Ihre Emotionen so an, wie sie sind. Hilfreich dabei ist auch der bereits erwähnte Safe Space. In diesem können Sie Ihre Gefühle frei und ungehemmt ausleben, denn niemand kann Sie in diesem Safe Space dafür beurteilen. Wenn Sie z. B. wütend sind, schreien Sie und lassen Sie die Emotionen heraus, ohne Angst zu haben, dafür verurteilt zu werden.

4. Soziale Kontakte pflegen: Sie alle kennen sicherlich das gute Gefühl, Zeit mit einem Menschen zu verbringen, der einem ein gutes Gefühl und positive Energie gibt. Sie empfinden die gemeinsame Zeit als bereichernd und fühlen sich nach dem Treffen besser als zuvor. Derartige soziale Kontakte sind überaus wertvoll für den Umgang mit Traumata, denn sie geben Ihnen Kraft und helfen Ihnen, Ihre psychische Gesundheit wiederzuerlangen. Es wird immer wieder Zeiten geben, in denen Sie das Bedürfnis haben, mit Ihren Gefühlen und Gedanken alleine zu sein, auf Dauer zeigt sich aber, dass soziale Interaktion hilfreich ist, negative Gedanken- und Gefühlskreisläufe zu durchbrechen. Pflegen Sie daher Kontakte zu den Menschen, die Ihnen guttun.

Verlusterfahrungen

Der Verlust eines Angehörigen kann auch in fortgeschrittenem Alter noch ein traumatisches Erlebnis darstellen. Wenn z. B. der eigene Partner, ein Elternteil, Geschwister oder sonstige nahe Angehörige sterben, steigt die Wahrscheinlichkeit einer mentalen Belastungsstörung rapide an. Dies ist vor allem bei unerwarteten Todesfällen messbar, wenn also ein Bekannter unerwartet und ohne vorherige Krankheit verstirbt. Wichtig ist an dieser Stelle, sich mit der Trauer auseinanderzusetzen und sich nicht vor dieser zu verschließen. Eine gezielte und wirksame Trauerarbeit kann einer langfristigen Traumatisierung vorbeugen. In Falle einer Verlusterfahrung können Sie auch mit alltäglichen Übungen versuchen, den Verlust zu verarbeiten. Gelingt Ihnen dies nicht, sollten Sie in jedem Fall prüfen, ob in Ihrem Fall ein Trauma vorliegen könnte (siehe Kapitel 1) und gegebenenfalls mit der Traumaarbeit beginnen.

Übungen:

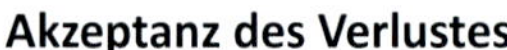

Akzeptanz des Verlustes

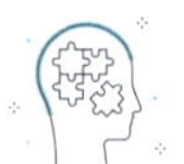

1. Aufschreiben, was nicht verloren geht: Auch wenn ein geliebter Mensch stirbt, lebt er, wie der Volksmund sagt, in unseren Erinnerungen weiter. Es gibt Erinnerungen an schöne Momente, Prägungen und wertvolle Erlebnisse, die Ihnen niemand nehmen kann, auch wenn der Mensch, mit dem Sie sie erlebt haben, nicht mehr bei Ihnen ist. Insbesondere im Falle des Verlustes eines Elternteils wird deutlich: Unsere Eltern haben uns derart geprägt und unser gesamtes Leben so maßgeblich beeinflusst, dass sie niemals wirklich „verschwinden". Sie leben in uns weiter. Aber auch die Geschichte, die der verstorbene Onkel Ihnen als Kind immer vorgelesen hat, oder die Dinge, die Ihnen Ihre verstorbene Großmutter über die heimischen Bäume und Blätter beigebracht hat, bleiben als Erinnerung und als Wissen weiter bestehen. Schöne Momente, die Sie einst zusammen erlebt haben, kann Ihnen niemand mehr nehmen. Werden Sie sich dessen bewusst, dass auch ein Trauerfall nicht gleichbedeutend mit einem absoluten Verlust ist, sondern dass gewisse Dinge immer bleiben.

2. Die Natürlichkeit anerkennen: Dies soll keineswegs gefühllos klingen, aber der Tod gehört als fester Bestandteil zum Leben dazu. In den ersten Trauerphasen wollen und können wir diese Tatsache oft nicht realisieren, deshalb hilft sie uns auch nicht weiter. In einem späteren Stadium des Trauerprozesses kann es allerdings durchaus helfen, wenn wir uns bewusst machen, dass wir im Laufe unseres Lebens häufiger mit dem Tod konfrontiert sind. Letzten Endes können Sie sich nicht dagegen wehren, versuchen Sie also, den Tod und die Trauer in ihrer Natürlichkeit anzunehmen und die oft schmerzvolle als wertvolle Erfahrung für sich anzuerkennen.

Umweltkrisen

Ein weiterer wichtiger Aspekt bei der Betrachtung der Ursachen von Traumata ist der Einfluss von Umweltkrisen. Naturkatastrophen wie Erdbeben, Überschwemmungen, Wirbelstürme oder Brände können zu traumatischen Ereignissen führen, die das Leben von Einzelpersonen und ganzen Gemeinschaften beeinträchtigen. Derartige Wetterextreme ereignen sich immer häufiger. Auch Deutschland war jüngst von einem solchen Fall betroffen: Die Flut im Ahrtal sorgte 2021 dafür, dass zahlreiche Menschen ihre Häuser und ihr Eigentum verloren, das reißende Hochwasser hatte alles davongeschwemmt. Auch zahlreiche Verletzte und sogar Tote waren infolge dieser Naturkatastrophe zu betrauern. Der Verlust des (gesamten) Eigentums oder Angehöriger durch ein solches Ereignis kann zu einer traumatischen Belastung führen. Bilder an die Naturkatastrophe tauchen immer wieder in unseren Gedanken auf, zeitgleich erleben wir selbst das Gefühl der Ohnmacht und der Unsicherheit, denn letztlich sind wir den Launen der Natur ausgeliefert und können diese nur äußerst eingeschränkt bezwingen.

In anderen Teilen der Welt ist die Bedrohung der physischen und der mentalen Gesundheit der Menschen sogar noch extremer. Bewohner von Inseln müssen befürchten, in einigen Jahren bei einem weiteren Anstieg des Meeresspiegels unterzugehen, in der Sahel-Zone und den Ländern Subsahara-Afrikas werden die Böden noch trockener, als sie es ohnehin schon sind, und auch Industriestaaten wie die USA werden regelmäßig von Wirbelstürmen heimgesucht, die Teile der Bevölkerung ihr Leben oder ihren Besitz kosten. Globale Migrationsströme sind die Folge. Nicht nur Menschen, die aus Kriegsgebieten fliehen, sondern auch solche, die vor extremen Wetterereignissen flüchten, können demnach traumatisiert sein. Wir werden in naher Zukunft zahlreiche Menschen versorgen müssen, die in erster Linie aufgrund von Naturkatastrophen Traumata erlebt haben.

Diese Ereignisse können also nicht nur physische Verletzungen verursachen, sondern auch emotionale Traumata durch den Verlust von Eigentum, das Gefühl der Unsicherheit und die Zerstörung des sozialen Netzwerks. Menschen, die solche Umweltkrisen erleben, können mit langfristigen psychischen Auswirkungen wie PTBS, Depressionen und Angststörungen konfrontiert sein, insbesondere, wenn sie nicht angemessen unterstützt und versorgt werden.

Genetische und epigenetische Faktoren

Des Weiteren spielen genetische und epigenetische Faktoren eine wichtige Rolle bei der Entstehung von Traumata. Die Genetik kann die Anfälligkeit einer Person für die Entwicklung von psychischen Störungen beeinflussen. Einige Menschen sind aufgrund ihrer genetischen Veranlagung möglicherweise anfälliger für Stress und Traumata, während andere widerstandsfähiger sind. Jeder Mensch ist hier unterschiedlich veranlagt. Dies gilt auch für Stressresistenz, körperliche Belastungsfähigkeit oder Stoffwechselfunktion. Hier haben manche Menschen das Glück, tendenziell weniger anfällig für psychische Belastungen und Traumata zu sein. Sie erleben unter Umständen ähnlich schlimme Dinge wie andere, tragen aber keine traumatische Belastung davon. Ob man an den Folgen eines Traumas leidet und wie stark sich dieses Leiden manifestiert, hängt also auch von der genetischen Disposition ab und hat nichts mit Stärke oder Schwäche zu tun. Daher gibt es auch keinen Grund, sich zu schämen, wenn man mit einem Trauma zu kämpfen hat.

Darüber hinaus hat die Forschung gezeigt, dass traumatische Erfahrungen epigenetische Veränderungen hervorrufen können, die die Genexpression beeinflussen und die Anfälligkeit für psychische Gesundheitsprobleme erhöhen. Zum Beispiel führen traumatische Erfahrungen teilweise dazu, dass bestimmte Gene aktiviert oder deaktiviert werden, was zu einer erhöhten Reaktivität des Stresssystems und einer verminderten Fähigkeit zur Regulation von Emotionen führen kann. Diese epigenetischen Veränderungen können unter Umständen an nachfolgende Generationen weitergegeben werden und das Risiko für psychische Gesundheitsprobleme erhöhen, selbst wenn die direkte Erfahrung des Traumas fehlt.

Man spricht hier auch von einem vererbten Trauma. Wir erben sozusagen, wie unsere Vorfahren mit Stress umgegangen sind, spüren eine innere Unruhe oder eine Angst, die für uns nicht erklärbar ist. Besonders häufig ist diese Form des Traumas bei den Kindern von Kriegsveteranen und Menschen, die direkt oder indirekt unter Kriegsfolgen leiden mussten. Neuere Forschungen deuten darauf hin, dass sogar die Enkelgeneration noch betroffen sein kann. Krieg erhöht das Stresslevel dauerhaft, denn man weiß nie, wann und wo die nächste Bombe einschlägt oder wann feindliche Soldaten die Linien durchbrechen. Dieser dauerhafte Stress kann Einfluss auf die Gene der Menschen haben; der Stress- und Angstzustand wird sozusagen gespeichert und vererbt (Zhao, 2019; Heinzel, 2020).

In Westeuropa leben derzeit nicht mehr viele Menschen, deren Eltern einen Krieg erleben mussten, dennoch sollten Sie, falls Sie von scheinbar unerklärlichen traumatischen Zuständen betroffen sind, ein vererbtes Trauma in Betracht ziehen. Bedenken Sie auch im Umgang mit anderen Menschen, insbesondere Menschen mit einer Fluchtgeschichte, dass diese unter einem akuten oder auch vererbten Kriegstrauma leiden könnten, etwa die Nachfahren jugoslawischer Kriegsflüchtlinge, deren Eltern den Krieg miterlebten, oder aktuell Geflüchtete aus Syrien und anderen Ländern, nicht zu vergessen deren Kinder.

Zusammenfassend lässt sich sagen, dass Traumata aus einer Vielzahl von Ursachen resultieren können, darunter individuelle Lebenserfahrungen wie Kindheitstraumata, umweltbezogene Krisen aufgrund von Naturkatastrophen oder andere genetische/epigenetische Faktoren. Die Identifizierung und die Verarbeitung dieser Ursachen sind entscheidend für die Entwicklung effektiver Interventionen zur Vorbeugung und Behandlung von Traumata sowie zur Förderung der psychischen Gesundheit und des Wohlbefindens von Einzelpersonen und Gemeinschaften.

Verschiedene Arten von Traumata

Traumata können in verschiedene Arten unterteilt werden, die jeweils unterschiedliche Ursachen, Auswirkungen und Bewältigungsstrategien mit sich bringen. Zwei wichtige Kategorien sind *unfallbedingte Traumata* und *psychosoziale Traumata*. Bisweilen wird hierbei auch zwischen *Typ-1-* und *Typ-2-*Traumata unterschieden, um die Komplexität und den Kontext der Traumatisierung besser zu verstehen.

Unfallbedingte Traumata – Typ-1-Traumata

Unfallbedingte Traumata resultieren aus plötzlichen, unvorhersehbaren Ereignissen wie Autounfällen, Naturkatastrophen oder Arbeitsunfällen – bei den Ursachen hatten wir bereits über solche Fälle gesprochen. Diese Ereignisse können lebensbedrohlich sein oder Körper und Geist in einen extremen Stresszustand versetzen und sowohl physische als auch psychische Verletzungen verursachen. Unfallbedingte Traumata führen oftmals zu akuten Belastungsstörungen (acute stress disorder, kurz ASD), die sich in Symptomen wie Angst, Schlafstörungen, Reizbarkeit und wiederkehrenden belastenden Erinnerungen manifestieren können. Typisch ist ein häufiges Zurückdenken an die traumatische Situation. Bilder des Unfalls oder der Katastrophe werden vor dem inneren Auge immer wieder präsent. Viele Menschen, die unter unfallbedingten Traumata leiden, berichten zudem von Albträumen, in denen das belastende Ereignis immer wieder Thema ist. Wenn diese Symptome länger als einen Monat anhalten, kann die Diagnose auch „Posttraumatische Belastungsstörung" lauten. Die Auswirkungen des Traumas haben sich in diesem Fall langfristig in Ihre Psyche eingegraben und im Zuge der Traumaarbeit müssen diese aufgearbeitet werden.

Psychosoziale Traumata – Typ-2-Traumata

Psychosoziale Traumata sind Ergebnisse von emotional belastenden Erfahrungen, die oft auf zwischenmenschlichen Beziehungen basieren. Hierzu gehören Misshandlung, Vernachlässigung, häusliche Gewalt, sexueller Missbrauch und der Verlust eines geliebten Menschen. Auch diese Ursachen haben wir im vorherigen Abschnitt bereits erörtern können. Ein großer Unterschied liegt hier in der Ursache: Das Typ-1-Trauma hat seine Ursache in einem unvorhergesehenen Ereignis und wird nicht durch einen Menschen oder eine menschliche Beziehung verursacht. Eine Naturkatastrophe oder ein Unfall trifft uns hart und unerwartet, es gibt aber keine Person, die direkt mit dem Trauma in Verbindung steht. Beim Typ-2-Trauma hingegen ist es häufig ein Mensch, der im Mittelpunkt der traumatischen Belastung steht, sei es, weil er verstirbt und Sie ihn „verlieren" oder weil er als Täter das Trauma hervorruft, etwa durch Missbrauch oder Gewalt. Dieser Unterschied ist essentiell für die Bekämpfung des Traumas, doch darüber werden wir zu einem späteren Zeitpunkt ausführlich sprechen.

Ein weiterer Unterschied kann die Dauer oder die Wiederholung des Ereignisses sein. Einen Unfall erleben wir als einen Moment, es sind meist nur wenige Sekunden, ebenso verhält es sich mit Naturkatastrophen, es ist ein Moment, in dem z. B. strömendes Wasser das eigene Haus mit sich reißt und zerstört. Beim Typ-2-Trauma kann es zu wiederkehrenden Handlungen kommen. So kann Gewalt, z. B. im häuslichen Kontext, sich wiederholen, der Vater schlägt das Kind nicht nur einmal, sondern regelmäßig. Auch sexueller Missbrauch findet sehr oft über einen langen Zeitraum statt. Nicht wenige Erwachsene berichteten in den vergangenen Jahren über jahrelang anhaltenden strukturellen Missbrauch in Internaten oder Sportvereinen durch Trainer oder Betreuer, den sie im Kindesalter erlebt und bis heute nicht aufgearbeitet haben. Im Jahr 2017 trendete zudem der Hashtag „MeToo", zu Deutsch: „Ich auch", in den sozialen Netzwerken. Unter diesem Hashtag schilderten Frauen ihre Erfahrungen, die sie im Alltag mit sexualisierter Gewalt machen mussten. Angefangen hatte die Bewegung, als Schauspielerinnen in Hollywood die Machenschaften des Filmproduzenten Harvey Weinstein offenlegten. Dieser hatte Schauspielerinnen über Jahre hinweg sexuell ausgebeutet und ihnen dafür Rollen in großen Filmproduktionen verschafft. Schnell breitete sich der Hashtag auch außerhalb der Filmbranche aus; Frauen aus aller Welt berichteten, wie Männer ihre privilegierte Stellung ihnen gegenüber ausnutzten. Körperliche sexuelle Übergriffe, verbale Gewalt durch wiederholte Anzüglichkeiten und die Ausübung von Druck durch Androhung von Kündigung der Arbeitsstelle gehörten für die betroffenen Frauen oftmals zum Alltag. Auch aus derartigen Situationen von Erniedrigung und verbaler oder körperlicher Übergriffigkeit kann sich ein Trauma entwickeln. Die Dauer und die Regelmäßigkeit des traumatischen Ereignisses wirken sich dabei sowohl auf die

Schwere als auch auf die Symptome des Traumas aus und müssen bei der Traumaarbeit mit berücksichtigt werden.

Das Typ-2-Trauma beeinflusst die psychische Gesundheit auf tiefgreifende Weise und kann langfristige, tiefgreifende Auswirkungen haben. Menschen, die psychosoziale Traumata erleben, können mit intensiven Gefühlen der Hilflosigkeit, Schuld, Scham und Angst konfrontiert sein. Die Auswirkungen sind vielfältig und können von Selbstwertproblemen über Beziehungsprobleme bis hin zu psychischen Störungen reichen.

Komplexe PTBS

Bei wiederholten oder lang anhaltenden Traumata kann sich die komplexe PTBS entwickeln. Diese Form von Trauma tritt häufiger auf, wenn Menschen über einen längeren Zeitraum extremen Stress oder wiederholten Missbrauch erlebt haben. Die Symptome können neben den klassischen PTBS-Symptomen auch Schwierigkeiten bei der Emotionsregulation, ein gestörtes Selbstbild (bis hin zu Selbsthass/Selbstverletzung) und gestörte Beziehungen umfassen.

Es ist wichtig, zu betonen, dass die Kategorisierung von Traumata oft nicht starr ist und viele Menschen verschiedene Formen von Traumata gleichzeitig erleben. Die individuellen Reaktionen auf Traumata sind komplex und werden von einer Vielzahl von Faktoren beeinflusst, einschließlich genetischer Veranlagung, Umweltbedingungen und individueller Bewältigungsstrategien. Daher ist eine differenzierte Herangehensweise an die Diagnose und Behandlung von Traumata entscheidend, um den individuellen Bedürfnissen gerecht zu werden und einen ganzheitlichen Heilungsprozess zu ermöglichen.

Langfristige Auswirkungen von Traumata

Die Auswirkungen von Traumata erstrecken sich über verschiedene Bereiche des menschlichen Wohlbefindens, einschließlich der psychischen Gesundheit und des physischen Wohlbefindens.

Auswirkungen auf die psychische Gesundheit

Traumata können eine Vielzahl von psychischen Gesundheitsproblemen verursachen oder verschärfen. Dazu gehören PTBS, Depressionen, Angststörungen, dissoziative Störungen und Substanzgebrauchsstörungen (Suchterkrankungen) und als Folge dessen der Konsum gesundheitsschädlicher Drogen. Eine traumatische Erfahrung ist nach wissenschaftlichen Auswertungen zahlreicher Studien ein wesentlicher Indikator für Suchterkrankungen, da durch rauschhafte Zustände, hervorgerufen durch Alkohol oder auch Drogen wie Heroin oder Beruhigungs-/ Schmerzmittel, der eigentliche Schmerz und das Gefühl von Angst betäubt werden sollen.

Hinweis:
Wenn Sie merken, dass Sie von einem bestimmten Rauschmittel abhängig sind, gibt es in Deutschland zahlreiche Möglichkeiten, diese Sucht zu bekämpfen. In jeder größeren Stadt gibt es Suchtberatungsstellen, an die Sie sich wenden können. Hier wird Ihnen anonym und professionell geholfen. Das Ziel ist es, dass Sie aus dieser Sucht wieder herauskommen – und dies ist meist nur mit professioneller Hilfe möglich.

Hier finden Sie möglicherweise Hilfe vor Ort:

https://www.dhs.de/service/suchthilfeverzeichnis

Menschen, die traumatische Erfahrungen gemacht haben, können mit intensiven und oft überwältigenden Emotionen wie Angst, Scham, Wut, Aggression und Hilflosigkeit konfrontiert sein. Diese Emotionen beeinträchtigen das tägliche Leben und führen in der Regel zu Schwierigkeiten bei der Bewältigung von Alltagsaufgaben, der Aufrechterhaltung von Beziehungen und der beruflichen Leistungsfähigkeit. Nicht wenige Menschen, die an den Folgen eines Traumas leiden, beschreiben sich selbst als „beziehungsunfähig". Oftmals fällt es Menschen, insbesondere mit einem Typ-2-Trauma, enorm schwer, Vertrauen in andere Menschen zu fassen und sich diesen emotional zu öffnen. Auch tief verwurzelte Aggressionen können in sozialen Interaktionen zu Problemen führen. Die Wut, die sie aufgrund der traumatischen Belastung in sich angestaut haben, führt dazu, dass sie schneller reizbar sind, dies erfordert eine Menge Geduld in ihrem Umfeld, insbesondere bei Menschen, die nichts von dem Trauma wissen.

Auch die Symptome von PTBS, wie Flashbacks, Albträume, Übererregbarkeit und Vermeidungsverhalten, beeinflussen das Funktionieren der betroffenen Person und ihre Lebensqualität erheblich. Sowohl psychisch als auch körperlich sind diese Auswirkungen überaus problematisch. Albträume verringern die Schlafqualität, was wiederum dazu führt, dass traumatisierte Menschen im Alltag unausgeglichen, unkonzentriert und leicht reizbar sind. Auch der Körper verlangt nach Ruhe, denn der permanente Stresszustand ist für dessen Funktionen durchaus schädlich.

Traumainduzierte physische Erkrankungen

Aus den soeben genannten Gründen können Traumata auch physische Gesundheitsprobleme verursachen oder noch verschlimmern. Langfristiger Stress und das Trauma schwächen unter Umständen das Immunsystem und erhöhen so das Risiko für eine Vielzahl von körperlichen Erkrankungen, darunter Herz-Kreislauf-Erkrankungen, Autoimmunerkrankungen, Magen-Darm-Störungen und chronische Schmerzen. Die ständige Aktivierung des Stressreaktionssystems kann zu einer anhaltenden Entzündungsreaktion im Körper führen, die das Risiko für entzündliche Erkrankungen erhöht. Darüber hinaus können ungesunde Bewältigungsmechanismen wie Substanzmissbrauch oder selbstverletzendes Verhalten zu direkten physischen Gesundheitsproblemen führen. Körperliche und mentale Symptome hängen hier eng zusammen, getreu dem Motto: Gesunder Geist in gesundem Körper – und umgekehrt. Körperliche Auswirkungen, die unter Umständen nicht direkt mit der traumatischen Erfahrung in Verbindung gebracht werden, können dennoch dort ihre Ursache haben.

Die kombinierten Auswirkungen von psychischen und physischen Gesundheitsproblemen beeinträchtigen das tägliche Funktionieren oftmals erheblich und verschlechtern somit die Lebensqualität der Betroffenen zusehends. Es ist wichtig, zu erkennen, dass Traumata nicht nur emotionale Wunden verursachen, sondern auch eine Reihe von physischen Gesundheitsproblemen nach sich ziehen können, die eine umfassende Behandlung erfordern. Dabei sollten nicht nur die Symptome, sondern in erster Linie die Ursachen bekämpft werden. Körperliche Symptome zu lindern, mag den Betroffenen für den ersten Moment eine Art innere Auszeit verschaffen, doch wenn die tieferliegenden Ursachen nicht bekämpft werden, bleibt es bei dieser Momentaufnahme und die beschriebenen Probleme tauchen immer wieder auf. Die Integration von psychischer und physischer Gesundheitsversorgung ist entscheidend, um den Bedürfnissen von Menschen, die traumatische Erfahrungen gemacht haben, gerecht zu werden und einen ganzheitlichen Ansatz zur Genesung zu fördern.

Exkurs: Das transgenerationale Trauma

Transgenerationale Traumata sind ein faszinierendes und gleichzeitig belastendes Thema, das die Auswirkungen von Traumata über mehrere Generationen hinweg untersucht. Wir haben zwar bereits im ersten Kapitel angerissen, dass Traumata über Generationen hinweg vererbt werden können, doch in diesem Kapitel befassen wir uns noch einmal ausführlich mit der Frage, was transgenerationale Traumata sind, wie sie entstehen und welche Auswirkungen sie haben können. Dabei werden wir insbesondere auf die Beispiele Kriegserfahrung und Missbrauchserfahrung in der Kindheit eingehen.

1. Was sind transgenerationale Traumata?

Transgenerationale Traumata beziehen sich auf die Übertragung von traumatischen Erfahrungen auf nachfolgende Generationen. Diese Traumata können verschiedene Formen annehmen, darunter Krieg, Verfolgung, Naturkatastrophen, Missbrauch oder Vernachlässigung. Die Übertragung erfolgt auf psychologischer, emotionaler und oft auch auf biologischer Ebene. Menschen können daher unter den Folgen eines Traumas leiden, das sie selbst nicht erlebt haben. Dies erschwert mitunter die Diagnose, zumal die Forschungsergebnisse, welche die Existenz von transgenerationalen Traumata belegen, noch relativ neu sind. Zum Beispiel wurde festgestellt, dass Holocaust-Überlebende und ihre Nachkommen epigenetische Veränderungen aufweisen, die mit PTBS und anderen psychischen Störungen in Verbindung gebracht werden.

2. Wie entstehen transgenerationale Traumata?

Die Entstehung transgenerationaler Traumata lässt sich auf mehrere Mechanismen zurückführen:

- **Epigenetik:** Die Forschung hat gezeigt, dass traumatische Erfahrungen das Genexpressionsmuster beeinflussen können, was bedeutet, dass bestimmte Gene aktiviert oder deaktiviert werden. Sie können sich die Veränderung wie eine kleine Mutation vorstellen. Seit Darwin wissen wir, dass Lebewesen sich ihrer Umwelt anpassen und dass der am besten Angepasste am ehesten überlebt. Dieser Mechanismus führt dazu, dass das Genmaterial des Menschen sich in einer dauerhaften Krisen- oder Stresssituation ebenfalls anpasst: Ein Mensch, der in einem ruhigen Umfeld lebt, hat also andere genetische Voraussetzungen als jemand, der in einem Kriegsgebiet lebt. Diese epigenetischen Veränderungen können an nachfolgende Generationen weitergegeben werden und ihre Anfälligkeit für psychische Gesundheitsprobleme erhöhen. Stark vereinfacht könnte man sagen, dass das „Trauma-Gen“ vererbt wird.

• **Familienkultur und Kommunikation:** In Familien, in denen traumatische Erfahrungen stattgefunden haben, entstehen oftmals bestimmte Verhaltensmuster, Glaubenssätze und Kommunikationsstile, die von Generation zu Generation weitergegeben werden. Zum Beispiel können Überlebende von Kriegstraumata eine Atmosphäre der Angst, Hypersensibilität oder der übermäßigen Kontrolle in ihren Familien schaffen, was sich auf ihre Kinder und Enkelkinder auswirkt. Hier sind wir erneut bei dem Aspekt der frühkindlichen Prägung angelangt. Wenn Sie bereits als Kind ständig in dem Glauben aufwachsen, dass um Sie herum Gefahren lauern und dass Sie stets wachsam sein müssen, um möglichen Bedrohungen zu entkommen, kann sich dies auf Dauer auf Ihre psychische Konstitution negativ auswirken. Vertrauens- und Bindungsstörungen sind meist die Folge.

• **Intergenerationale Dynamiken:** Unverarbeitete Traumata können innerhalb einer Familie weitergegeben werden, da sie das Verhalten und die Interaktionen zwischen Eltern und Kindern beeinflussen. Kinder übernehmen dann unbewusst die emotionalen Belastungen ihrer Eltern oder identifizieren sich mit den nicht gelösten Konflikten ihrer Vorfahren. Auch spiegeln sich traumatische Erfahrungen der Eltern in der Kindeserziehung sowohl bewusst als auch unbewusst wider. Wenn Eltern selbst unter traumatischer Belastung leiden, ist die Wahrscheinlichkeit relativ hoch, dass sie diese – oft unverarbeitete – Belastung mit in ihre Beziehung zu den Kindern tragen. Auf diesem Feld besteht aktuell noch ein Bedarf für weitergehende Forschung.

3. Auswirkungen von transgenerationalen Traumata:
Transgenerationale Traumata können eine Vielzahl von Auswirkungen haben, darunter:

• **Psychische Gesundheitsprobleme:** Die Auswirkungen von transgenerationalen Traumata auf die psychische Gesundheit sind vielschichtig. Neben PTBS können auch Depressionen, Angstzustände, Suchterkrankungen und dissoziative Störungen auftreten. Diese psychischen Gesundheitsprobleme manifestieren sich auf verschiedene Weise und beeinträchtigen so die Lebensqualität der Betroffenen erheblich.

• **Zwischenmenschliche Beziehungen:** Transgenerationale Traumata können auch die Fähigkeit zur Bildung gesunder zwischenmenschlicher Beziehungen beeinträchtigen. Menschen, die traumatische Erfahrungen gemacht haben, können Schwierigkeiten haben, anderen zu vertrauen und sich emotional zu öffnen. Dies kann zu Isolation, Einsamkeit und Schwierigkeiten bei der Bildung intimer Bindungen führen.

• **Körperliche Gesundheit:** Neben den Auswirkungen auf die psychische Gesundheit erhöhen transgenerationale Traumata auch das Risiko für verschiedene körperliche Gesundheitsprobleme. Chronischer Stress, der durch traumatische Erfahrungen verursacht wird, kann das Immunsystem schwächen und das Risiko für Herz-Kreislauf-Erkrankungen, Autoimmunerkrankungen und chronische Schmerzen verstärken.

Beispiele für transgenerationale Traumata:

Kriegserfahrung: Wenn eine Familie eine Kriegserfahrung gemacht hat, können die traumatischen Auswirkungen über Generationen hinweg spürbar sein. In solchen Fällen leiden Kinder von Kriegsveteranen des Öfteren unter erhöhter Angst, Hypervigilanz und Schlafstörungen, auch wenn sie den Krieg selbst nicht erlebt haben.

Die Überlebenden könnten ihre traumatischen Erfahrungen indirekt durch ihre Erziehungsmethoden, ihre Einstellungen zur Welt und ihre emotionalen Reaktionen auf ihre Kinder übertragen. Diese Erfahrungen perpetuieren sich stetig weiter durch die betroffenen Familien. Schließlich haben die Kinder von Kriegstraumatisierten durch ihr eigenes transgenerationales Trauma wiederum bestimmte Erfahrungen, die zu einem bestimmten Erziehungsstil führen, der wiederum die eigenen Kinder betrifft. Daher weiß man heute, dass selbst die Enkel von Menschen, die ein Kriegstrauma erlitten haben, noch unter einem erhöhten Risiko leiden, selbst traumatische Belastungen zu erfahren. Die Ursachenforschung gestaltet sich hier enorm schwierig, besteht doch unter Umständen kaum noch Kontakt zu den Großeltern. In diesem Fall wird man die meisten Informationen von den Eltern, insbesondere dem betroffenen Elternteil, erhalten können. Auch derartige transgenerationale Traumata sollten behandelt werden.

Anhand dieses Beispiels lassen sich die weitreichenden Folgen von Kriegstraumata erkennen. Nicht nur die Menschen in Uniformen und Schützengräben tragen massive körperliche und psychische Schäden davon, auch die mittelbar betroffenen Kriegsteilnehmer sowie eine bis zwei nachfolgende Generationen. Deutlicher kann es kaum noch werden: Krieg ist eine der schrecklichsten Ereignisse, die ein Mensch erleben kann. Wir als Einzelne können Kriege nicht beenden, aber wir können gemeinsam gegen sie einstehen und die Regierungen der Welt auffordern, sie zu beenden. Bis dahin bedarf es eines hohen Maßes an Empathie mit Kriegsopfern und deren Nachfahren. Oftmals sind diese traumatisiert. Lassen Sie uns also nicht die Menschen verteufeln, die vor dem Krieg fliehen, sondern diejenigen, die den Krieg führen!

Missbrauchserfahrung in der Kindheit: Kinder, die Missbrauch erlebt haben, können als Erwachsene Schwierigkeiten haben, gesunde Beziehungen aufzubauen und später ihre eigenen Kinder angemessen zu erziehen. Sie sind in der Regel mit Problemen wie Angststörungen, selbstschädigendem Verhalten und Depressionen konfrontiert. Diese psychologischen Belastungen können sich auch auf ihre Kinder auswirken, entweder direkt durch missbräuchliches Verhalten oder indirekt durch die Übertragung von traumatischen Mustern und Dynamiken.

Man könnte schließlich davon ausgehen, dass Kinder, die selbst Missbrauch (z. B. körperliche Gewalt) erlebt haben, umso bemühter sein sollten, diese Gewalterfahrungen nicht an die eigenen Kinder weiterzugeben. Empirisch lässt sich jedoch genau das Gegenteil feststellen: Geschlagene Kinder werden häufig zu schlagenden Eltern. Teilweise lässt sich dies dadurch erklären, dass erlernte Verhaltensmuster unreflektiert weitergegeben werden. Zwar erinnert man sich, dass man selbst als Kind Angst vor Schlägen hatte, man hat aber andererseits nie eine andere Möglichkeit erlernt, einem schreienden oder nervigen Kind zu begegnen. Die Option, miteinander zu sprechen oder anderweitig auf das Kind einzugehen, ist im Erfahrungshorizont, anders als die gewaltsame Lösung, nicht vorhanden.

Andererseits kann diese Form von Gewalt auch wiederum eine direkte Folge des eigenen Gewalttraumas sein. Als Kind spürt man bereits den Impuls, den schlagenden Vater zu bekämpfen, doch dieser ist ungleich stärker. Das Kind möchte sich wehren, weiß aber, dass es chancenlos ist. Somit frisst es die Wut, die Ohnmacht und die Aggression in sich hinein – und dies über einen langen Zeitraum. Ist das wütende Kind irgendwann erwachsen, kann es diese Wut nach außen hin kanalisieren, oftmals richtet sich die Aggression aber nicht gegen den Vater, sondern wiederum gegen Schwächere, leider in vielen Fällen die eigenen Kinder.

Auf der anderen Seite kann z. B. die Erfahrung sexuellen Missbrauchs zu einer Überbehütung der eigenen Kinder führen. Man hat Angst, das eigene Kind könnte ähnlich schlimme Erfahrungen machen, und lässt ihm deswegen zu wenig Freiheit, aus Angst, es könne etwas passieren. Anstatt die Kinder zu beschützen, unterdrückt man sie, was wiederum, je nach Empfinden und Freiheitsdrang des Kindes, zu einer traumatischen oder ängstlichen Belastung führen kann. Das Kind wird übermäßig ängstlich und kann diese Ängste auch als Erwachsener kaum ablegen.

Transgenerationale Traumata sind komplexe Phänomene, die die langfristigen Auswirkungen von Traumata auf individueller und familiärer Ebene verdeutlichen. Durch das Verständnis der Mechanismen der Übertragung und der komplexen Auswirkungen erkennen wir leichter, wie Traumata über Generationen hinweg wirken und welche Interventionen erforderlich sind, um den Teufelskreis der Traumatisierung zu durchbrechen. Es ist wichtig, geeignete Unterstützung und Therapie anzubieten, um den Betroffenen zu helfen, ihre traumatischen Erfahrungen zu verarbeiten, gesunde Beziehungen aufzubauen und um das Risiko für psychische sowie körperliche Gesundheitsprobleme zu verringern. Des Weiteren soll dieses Kapitel nicht nur einen Appell gegen Kriege, sondern auch gegen Gewalt im Allgemeinen beinhalten. Nur, wenn es uns gelingt, die Gewaltspirale zu durchbrechen und unsere eigenen Traumata aufzuarbeiten, anstatt sie an die nächste Generation weiterzugeben, können wir darauf hoffen, irgendwann in einer friedlichen, gewaltlosen Gesellschaft zu leben.

Traumata erkennen

„Erkennen heißt; Alle Dinge zu unserem Besten verstehen."
(Friedrich Nietzsche)

Wir wissen nun, was ein Trauma genau ist, welche unterschiedlichen Arten von Traumata es gibt und welche Auswirkungen diese auf den Menschen haben können. Doch wie erkennen Sie in der konkreten Situation im Alltag die Anzeichen eines Traumas? Welche Symptome deuten klar und deutlich auf das Vorliegen eines Traumas hin und wie schärfen Sie Ihre Sinne, um dieses auch tatsächlich bewusst wahrzunehmen?

Anzeichen und Symptome von Traumata

Die Anzeichen und Symptome von Traumata können vielfältig sein und variieren je nach Art des Traumas, der individuellen Resilienz und den Bewältigungsmechanismen eines Menschen. Es ist jedoch wichtig, diese Symptome zu erkennen, da sie Hinweise darauf geben können, dass eine Person möglicherweise unter einem Trauma leidet und professionelle Unterstützung benötigt. Selbstsensibilisierung für diese Anzeichen kann helfen, frühzeitig Hilfe zu suchen und den Heilungsprozess zu fördern.

Emotionale Symptome

- **Intensive Angst oder Panikattacken**: Menschen, die traumatische Ereignisse erlebt haben, können plötzliche und überwältigende Angstzustände erleben, die scheinbar ohne erkennbaren Grund auftreten. Diese werden, wenn sie häufiger vorkommen, zu einer großen emotionalen Belastung werden, schließlich können sie auch in Momenten auftauchen, in denen Sie gerade Zeit mit Ihren Kindern verbringen, eine Präsentation auf der Arbeit halten oder in einem vollen Zug sitzen. In solchen Situationen versuchen die meisten Menschen, die Attacken zu unterdrücken, und müssen doch feststellen, dass dies nicht so einfach machbar ist. Es kommt also zusätzlich zu der ohnehin empfundenen Panik weiterer Stress hinzu. Panikattacken lassen sich mit bestimmten Übungen, die wir noch kennenlernen werden, temporär kontrollieren, um sie dauerhaft loszuwerden, müssen Sie aber die Ursache bekämpfen.

- **Starke emotionale Reaktionen:** Übermäßige Traurigkeit, Wut, Schuldgefühle oder Scham können auftreten und alltägliche Abläufe beeinträchtigen. Häufig beschreiben die Betroffenen dies als eine Art Gedankengefängnis oder auch als Karussell, bei dem sich die Gedanken immer und immer wieder drehen. Es ist schwierig, dieses Karussell anzuhalten und den negativen Gedankenkreislauf zu durchbrechen. Wir werden zu einem späteren Zeitpunkt hilfreiche Übungen hierzu besprechen.

- **Emotionaler Rückzug:** Menschen können sich von ihren sozialen Kontakten zurückziehen, um sich vor weiteren Traumatisierungen zu schützen oder um sich mit ihren eigenen Gedanken und Emotionen auseinanderzusetzen. Häufig wird das Gefühl beschrieben, anderen zur Last zu fallen, man will sein Umfeld nicht durch die eigenen Emotionen zusätzlich belasten und zwingt sich daher, alles mit sich selbst auszumachen, was in den meisten Fällen zu keiner maßgeblichen Besserung führt. Auch soziale Phobien können eine Rolle spielen, insbesondere bei Traumata, die durch Gewalterfahrung oder Missbrauch ausgelöst wurden – hier erleben Betroffene die anderen Menschen oft als potenzielle Bedrohung und ziehen sich daher zurück.
- **Reizbarkeit:** Ein erhöhtes Maß an Reizbarkeit, Gereiztheit oder Wutausbrüchen kann ein Zeichen für die inneren Spannungen sein, die durch das Trauma verursacht werden. Die Wut oder Anspannung wird in Form von schneller Reizbarkeit und Aggression nach außen getragen, was in sozialen Interaktionen zu Spannungen führen kann. Ihr Umfeld nimmt Sie unter Umständen als aggressiv und reizbar wahr, auch wenn dies im Grunde nicht Ihrem Naturell entspricht. Kleine Probleme, etwa auf der Arbeit, oder alltägliche Konflikte mit Ihrem Partner können zu einer unverhältnismäßig emotionalen Reaktion führen.
- **Stimmungsschwankungen:** Unvorhersehbare Schwankungen zwischen verschiedenen emotionalen Zuständen können auftreten, was zu einer erhöhten emotionalen Instabilität führen kann. Sowohl für Sie selbst als auch für Ihr Umfeld sind derartige Stimmungsschwankungen kompliziert. Sie selbst befinden sich in emotionaler Unruhe und erleben ein Auf und Ab der Empfindungen, während Ihr Umfeld nicht weiß, in welchem Zustand es Sie antrifft. Die Ursachen für einen Stimmungsumschwung müssen dabei nicht immer direkt erkennbar sein, oftmals wissen die Betroffenen selbst nicht genau, wodurch die Stimmungsschwankungen ausgelöst werden.

Kognitive Symptome

- **Intrusive Erinnerungen:** Wiederholte unerwünschte und unkontrollierbare Gedanken sowie aufdringliche Bilder oder Flashbacks des traumatischen Ereignisses können auftreten, selbst wenn die Person versucht, sie zu unterdrücken. Man sieht die Bilder des traumatischen Ereignisses vor dem inneren Auge und fühlt sich dadurch wieder in den Gemütszustand versetzt, den man während oder unmittelbar anschließend an das Ereignis verspürt hat. Nervöse oder panische Reaktionen können die Folge sein. Viele Menschen berichten davon, dass diese Flashbacks, also das kurze Aufblitzen der traumatischen Erinnerung, unkontrolliert auftreten, die Triggerpunkte sind von den Betroffenen selbst nicht immer eindeutig beschreibbar. Nachts kann es gehäuft zu derartigen intrusiven Erinnerungen kommen.

- **Gedächtnisprobleme:** Schwierigkeiten, sich an Details des traumatischen Ereignisses zu erinnern, sowie allgemeine Gedächtnisprobleme kommen vor, da das Gehirn versucht, das Trauma zu verarbeiten und zu verdrängen. Die betroffenen Personen können oder wollen sich nicht an das genaue Geschehen erinnern. Auch andere Erinnerungen werden dabei selektiv, teils unbewusst, ausgeblendet, was zu einer verringerten Gedächtnisleistung führen kann. Dieser Aspekt hängt eng mit Konzentrationsschwierigkeiten zusammen.
- **Konzentrationsschwierigkeiten:** Eine verminderte Fähigkeit, sich zu konzentrieren oder Aufgaben zu erledigen, ist oft die Folge, da die Gedanken immer wieder von den traumatischen Erinnerungen abgelenkt werden. Dies führt insbesondere im beruflichen Kontext zu Problemen, wenn Sie sich nicht auf eine Aufgabe konzentrieren und diese daher nicht in angemessener Zeit und angemessener Qualität ausführen können. Doch auch die Organisation Ihres Privatlebens leidet darunter. Sie werden vergesslicher und können unter Umständen noch nicht einmal für zwei Stunden am Stück einen Film schauen, ohne dabei den Konzentrationsfaden zu verlieren. Auch zur Bekämpfung dieses Symptoms werden wir im weiteren Verlauf noch Übungen kennenlernen.
- **Negative Gedankenspiralen:** Negative Überzeugungen über sich selbst, andere und die Welt im Allgemeinen machen sich breit, was zu einem negativen Selbstbild und einem Gefühl der Hoffnungslosigkeit führen kann. Die negativen Gedanken beginnen, zu kreisen, und es scheint keinen Ausweg zu geben. Es gibt allerdings Übungen, wie z. B. die Gedankenstopp-Technik, die Ihnen dabei hilft, diesen Kreislauf zu unterbrechen.

Übung:

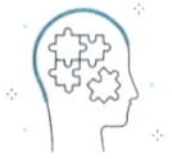

Die Gedanken-Stopp-Technik

Diese Technik stammt ursprünglich aus der Psychotherapie. Ihr Ziel ist es, kreisenden Gedanken Einhalt zu gebieten und das sprichwörtliche Hamsterrad der negativen Gedanken zum Stehen zu bringen. Der Patient oder die Patientin berichtet dabei von den negativen Gedanken, irgendwann ruft der Therapeut oder die Therapeutin laut *Stopp*! Der Gedankengang wird also bewusst unterbrochen. Zur Durchführung der Gedanken-Stopp-Technik bedarf es jedoch nicht zwangsweise eines Therapeuten. Wann immer Sie merken, dass Sie zu sehr in den Gedankenkreislauf hineingeraten, rufen Sie sich selbst *Stopp* zu. Das kann durch einen tatsächlichen, lauten Ruf geschehen oder aber auch auf gedanklicher Ebene stattfinden. Stellen Sie sich dabei bestenfalls ein großes, rotes Stoppschild vor, wie Sie es aus dem Straßenverkehr kennen: Falls Sie Autofahrer sind, verbinden Sie mit diesem Schild automatisch den Reflex, auf die Bremse zu drücken. Dazu kommt die Wirkung der Farbe Rot als Signalfarbe.

Körperliche Symptome

- **Schlafstörungen:** Auftretende Schlaflosigkeit, Albträume oder häufiges Erwachen führen zu chronischer Müdigkeit und einem Gefühl der Erschöpfung. Durch wiederholt auftretende Flashbacks und negative Erinnerungen wird Ihr Schlaf unruhig, Sie wachen nachts häufig auf, weil die traumatischen Erinnerungen sich in Form von Träumen ihren Weg in Ihr Bewusstsein suchen. Durch die fehlende nächtliche Schlafqualität fühlen Sie sich tagsüber müde und unausgeruht, Konzentrationsstörungen oder Stimmungsschwankungen können durch diesen Zustand noch verschärft werden.
- **Körperliche Beschwerden:** Unspezifische körperliche Beschwerden wie Kopfschmerzen, Magenschmerzen, Muskel- oder Rückenschmerzen können auftreten, ohne dass eine klare körperliche Ursache erkennbar ist. Oftmals wird die Belastung hier als besonders unangenehm empfunden, da sie zwei Komponenten hat: Einerseits beeinträchtigt sie die körperlichen Symptome, andererseits kann die unklare Ursache wiederum schnell zur mentalen Belastung werden. An den körperlichen Beschwerden kann zwar gearbeitet werden, doch mit einer gezielten Traumaarbeit wird die Ursache bei der Wurzel gepackt.
- **Hypererregung:** Ein ständiger Zustand der Alarmbereitschaft und innerer Erregung oder auch erhöhter Reaktionsfähigkeit auf potenzielle Bedrohungen kann erfahren werden, was zu einem erhöhten Stressniveau führt. Betroffene haben das Gefühl, sich stets in Gefahr zu befinden und jederzeit die Flucht ergreifen zu müssen. Der Zustand der Hypererregung stellt sich beispielsweise in einer Kriegssituation bei vielen Menschen ein; man fühlt sich nie wirklich sicher und kann aufgrund der andauernden Alarmbereitschaft nicht zur Ruhe kommen. Dauerhaft zehrt dieser Zustand allerdings an den Nerven und ist ungesund für den Körper sowie den Geist.
- **Überreaktion des Nervensystems:** Eine übermäßige Reaktion des Nervensystems auf alltägliche Reize oder laute Geräusche kann auftreten, was zu einem erhöhten Gefühl der Übererregbarkeit führen kann. Die erhöhte Sensibilität kann in einem lauten Umfeld, wenn Sie beispielsweise in der Stadt leben oder sich in einem vollen Zug befinden, zu einem großen Problem werden. Sie reagieren panisch oder ängstlich auf die Reize und Ihr Nervensystem befindet sich, ähnlich wie bei der Hypererregung, in ständiger Anspannung und Überreizung.

Um sich selbst für diese Anzeichen zu sensibilisieren, ist es wichtig, auf Veränderungen im eigenen Verhalten sowie auf die eigenen Gedanken und Emotionen zu achten. Dies kann bedeuten, Tagebuch zu führen, um Gedanken und Gefühle zu dokumentieren, sich Zeit für Selbstreflexion zu nehmen und zu beobachten, wie sich das eigene Verhalten im Laufe der Zeit verändert. Zudem können Selbsthilfegruppen, Artikel und Online-Ressourcen und selbstverständlich Bücher wie dieser Ratgeber dabei helfen, mehr über Traumata zu erfahren und zu verstehen, wie sie sich auf das Leben auswirken können. Wenn man Anzeichen von Traumatisierung bei sich selbst bemerkt, ist es wichtig, professionelle Unterstützung zu suchen, sei es durch einen Therapeuten, einen Arzt oder in einer Trauma-Spezialklinik. Die Behandlung von Traumata erfordert oft spezialisierte Interventionen und kann ein langfristiger Prozess sein, der Geduld, Selbstfürsorge und Unterstützung von anderen erfordert.

Übung:

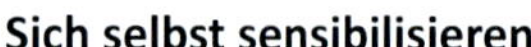

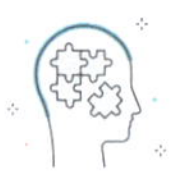

Sich selbst sensibilisieren

Sensibilität, oder anders ausgedrückt: Empfindsamkeit, ist für zwischenmenschliche Beziehungen unerlässlich. Wir empfinden jedoch nicht nur für andere Menschen etwas, sondern auch für uns selbst. Gelegentlich neigen wir jedoch dazu, unsere eigenen Gefühle zu vernachlässigen. Wir sollten daher lernen, auf uns selbst so einzugehen, wie wir auch auf andere eingehen würden, beispielsweise auf gute Freunde oder Verwandte.

Stellen Sie sich einmal folgende Fragen und beantworten Sie diese: „Wie geht es mir heute?“, „Warum geht es mir gut / nicht so gut?“, „Worauf hätte ich gerade am meisten Lust?“, „Was beschäftigt mich / was bereitet mir Sorge?“ Sie werden sehen, dass es unter Umständen nicht einfach ist, diese Fragen zu beantworten, denn auch wir wissen nicht zu jeder Zeit, was wir wollen und fühlen. Je häufiger Sie dieses Frage-und-Antwort-Spiel mit sich durchgehen, desto besser wird jedoch Ihr Gefühl für sich selbst und die eigenen Empfindungen. Gehen Sie diese Übung daher regelmäßig durch, Sie können die Ergebnisse auch in Form eines Tagebuchs aufschreiben, wenn es Ihnen hilft, die Antworten präsenter zu halten.

Ein weiterer wichtiger Punkt ist, zu erlernen, in welchen Situationen Sie besonders emotional reagieren und warum. Manchmal gibt es bestimmte Trigger-Punkte, die Erinnerungen und Gefühle in Ihnen auslösen, ohne dass Sie direkt benennen können, wo diese herrühren. Die emotionale Reaktion erscheint Ihnen plötzlich und unvorhergesehen, doch tatsächlich gibt es einen sehr konkreten Auslöser dafür. Gehen Sie also wach und achtsam durch den Alltag und versuchen Sie, mögliche Triggerpunkte zu identifizieren. Es kann sich um ein gewisses Umfeld handeln (wie laute Bars, volle Bahnhöfe, wenn wir eine traumatische Situation in einem solchen Umfeld erlebt haben), aber auch noch subtiler sein. Manche Menschen berichten, dass z. B. ein roter Pullover oder ein Duft ein Triggerpunkt sein kann, etwa weil der Täter in einem Missbrauchsfall etwas Rotes trug oder der eigene, oft gewalttätige Vater stets ein bestimmtes Rasierwasser auftrug. Hören Sie in sich hinein und versuchen Sie, die Triggerpunkte in Ihrem Alltag zu identifizieren.

Wann professionelle Hilfe suchen?

Manche Menschen glauben noch immer, man könne psychische Erkrankungen mit sich selbst ausmachen und sich selbst therapieren. Doch sobald ein gewisses Maß an psychischer Belastung überschritten ist, ist dies nicht mehr ohne weiteres möglich, unter Umständen sogar unmöglich. Über negative Erfahrungen und emotional belastende Situationen im Alltag kann man selbstredend alleine hinwegkommen, selbst wenn sie uns in dem Moment, in dem wir sie durchleben, schrecklich vorkommen.

Der Tod der Großmutter, die Trennung vom langjährigen Partner oder auch der Verlust eines Arbeitsplatzes führt noch nicht automatisch zum Trauma oder zu traumatischer Belastung. Aus dem Gefühl der Traurigkeit und dem temporären Empfinden von Hoffnungslosigkeit kann man sich durch gezielte Übungen im Alltag herauskämpfen, bei einem Trauma ist dies meist jedoch nicht mehr möglich. Die Unterscheidung fällt vielen von uns schwer, wir können als psychologisch nicht geschulte Laien kaum erkennen, wo die Grenzen eines Traumas verlaufen und ab welchem Punkt es unausweichlich ist, professionelle Hilfe zu suchen. Es gibt allerdings eindeutige Indikatoren, die darauf hinweisen, dass professionelle Hilfe zumindest sehr wahrscheinlich notwendig ist, um Sie aus dem Zustand der traumatischen Belastung herauszuholen:

Schwere Symptome und Funktionsbeeinträchtigungen

Wenn die Symptome des Traumas schwerwiegend sind und das tägliche Leben erheblich beeinträchtigen, ist dies ein deutliches Signal dafür, dass professionelle Hilfe benötigt wird. Schwere Symptome können sich auf verschiedene Weise äußern, darunter intensive Flashbacks, die das Gefühl vermitteln, das traumatische Ereignis erneut zu erleben, oder starkes Vermeidungsverhalten, bei dem der Betroffene versucht, jegliche Erinnerung oder Trigger des Traumas zu ignorieren. Diese Symptome können das Funktionieren in verschiedenen Lebensbereichen, wie Arbeit, Schule, Beziehungen und Freizeitaktivitäten, erheblich beeinträchtigen.

Zwar sind Menschen keine Maschinen, die immer gleich und immer nach demselben Muster „funktionieren", doch wenn wir kurz im Bild der Maschinen und Funktionen verbleiben, bietet sich folgender Vergleich an, um die Stärke der Beeinträchtigung zu verdeutlichen: Stellen Sie sich vor, Sie arbeiten mit einem Laptop. Dieser Laptop tut, was er soll, er fährt hoch, öffnet Programme, spielt Ton und Bild bei Videos sauber ab etc. Hin und wieder funktioniert er jedoch nicht so, wie Sie es gerne hätten. Er braucht etwas zu lange, um die eingegebenen Daten zu verarbeiten, oder er findet nicht auf Anhieb die eigentlich fest gespeicherte WLAN-Verbindung. Sie würden also nicht davon sprechen, dass der Laptop grundsätzlich kaputt ist, er hat nur hin und wieder kleine Macken.

So ähnlich können wir uns die menschliche „Funktionsweise" vorstellen: Ein Mensch, der grundsätzlich körperlich sowie mental gesund ist, erledigt seine familiären, beruflichen und privaten Pflichten im Alltag in der Regel tadellos, obgleich jeder noch so gesunde Mensch auch hin und wieder etwas vergisst, nicht schnell oder gut genug erledigt oder schlicht an einem Tag weniger produktiv ist als an einem anderen. Wird die Beeinträchtigung aber so groß, dass es eher die Ausnahme als die Regel ist, dass der Mensch gut über den Tag kommt und seine Aufgaben erledigen kann, ist es an der Zeit, etwas zu ändern. Oder, um auf unseren Vergleich zurückzukommen: Stellen Sie sich vor, der Computer fährt willkürlich hoch oder herunter, wann immer er will, ist nicht in der Lage, die gespeicherten Programme zu öffnen, und Ton und Bild können niemals gleichzeitig abgespielt werden. In dieser Situation würden Sie vermutlich nicht versuchen, das Problem selbst zu beheben, sondern würden einen Computerfachmann aufsuchen. Wenn Sie derartige Beeinträchtigungen im Alltag verspüren, sollen Sie also ebenfalls nicht versuchen, diese mit sich selbst auszumachen, sondern unbedingt einen Fachmann konsultieren.

Grundsätzlich gilt: Haben Sie das Gefühl, dass die Folgen Ihres Traumas Sie im Alltag schwer beeinträchtigen, sollten Sie immer professionelle Hilfe aufsuchen!

Lang anhaltende Symptome

Wenn die Symptome des Traumas über einen längeren Zeitraum andauern und sich nicht verbessern, ist dies ein Zeichen dafür, dass professionelle Hilfe erforderlich ist. Traumatische Erfahrungen können zu anhaltenden psychischen Gesundheitsproblemen führen, die ohne angemessene Behandlung chronisch werden können. Lang anhaltende Symptome können nicht nur die Lebensqualität beeinträchtigen, sondern auch das Risiko für weitere psychische und physische Gesundheitsprobleme erhöhen. Eine frühzeitige Intervention kann dazu beitragen, langfristige Komplikationen zu verhindern und den Genesungsprozess zu beschleunigen.

Die Definition von „lange" hängt dabei von verschiedenen Faktoren ab:

- **Die Schwere des Traumas / des Ereignisses:** Je nachdem, wie schwerwiegend das traumatische Ereignis war, können unterschiedliche Zeiträume zur Verarbeitung völlig normal sein. Dabei ist vor allem das subjektive Empfinden der Stärke des Traumas der entscheidende Faktor. Pauschal lässt sich nicht quantifizieren, welches Erlebnis welche Stärke von Traumata hervorruft. Als Faustformel gilt allerdings: Situationen, die über einen längeren Zeitraum hin erlebt werden, benötigen auch mehr Zeit, um verarbeitet zu werden. Ein jahrelanger Missbrauch benötigt also in der Regel mehr Zeit zur Aufarbeitung als ein einmaliger Missbrauchsfall. Hören Sie dennoch in sich hinein: Wie schwer lastet das Trauma auf Ihnen? Wie schwerwiegend war das Ereignis und wie würden Sie die Folgen einschätzen? Werden die Symptome mit der Zeit eher besser oder schlechter?

- **Die grundsätzliche mentale Verfassung:** Menschen haben von Natur aus (und teils auch bedingt durch Prägung) unterschiedliche mentale Verfassungen. Manche Menschen sind von Natur aus sensibler und weniger belastbar, andere hingegen halten viele Erlebnisse aus, die andere als überaus belastend empfinden würden, ohne langfristig mental dadurch beeinträchtigt zu werden. Menschen, die grundsätzlich sensibler sind, benötigen meist auch mehr Zeit, um ein Trauma zu verarbeiten, sie sind anfälliger für Flashbacks und machen sich meist mehr Gedanken über die entsprechende Situation. Beachten Sie daher auch Ihre grundsätzliche Konstitution. Wenn Sie ohnehin eher sensibel sind, sind etwa drei bis vier Wochen noch kein langer Zeitraum, um ein traumatisches Ereignis zu verarbeiten. Sollten Sie allerdings nach drei Monaten immer noch die unverändert gleichen und gleich starken Symptome haben, sollten Sie in jedem Fall über professionelle Hilfe nachdenken.
- **Die Schwere der Folgen in Relation zur Zeit**: Einfacher ausgedrückt könnte man auch fragen: Werden die Symptome mit der Zeit besser, schlechter oder bleiben sie gleich? Unmittelbar nach dem Erleiden des Traumas können heftige Reaktionen wie eine Panikattacke oder ein Nervenzusammenbruch „normal" sein. Selbstverständlich möchten wir keinesfalls diese Reaktionen verharmlosen. Gemeint ist lediglich, dass Sie aufgrund einer solchen Reaktion nicht zwingend professionelle Hilfe benötigen. Mit einem längeren zeitlichen Abstand zum Ereignis sollten derartige Reaktionen allerdings nicht mehr auftreten. Ist dies dennoch der Fall, ist psychologische / therapeutische Unterstützung sehr wahrscheinlich der beste Lösungsweg.

Beeinträchtigung des Funktionsniveaus

Wenn das Trauma das tägliche „Funktionieren" beeinträchtigt und es schwierig macht, normale Aufgaben zu erledigen, Beziehungen aufrechtzuerhalten oder berufliche Verpflichtungen zu erfüllen, ist dies ein deutliches Zeichen dafür, dass professionelle Hilfe benötigt wird. Menschen, die unter Traumata leiden, können Schwierigkeiten haben, sich auf ihre Arbeit oder ihre Ausbildung zu konzentrieren, zwischenmenschliche Beziehungen zu pflegen oder grundlegende Selbstfürsorgepraktiken durchzuführen. Das Trauma und seine Folgen überschatten dann den gesamten Alltag. Soziale Bindungen werden ebenso gemieden wie berufliche Herausforderungen oder sportliche Aktivitäten. Oftmals richten sich die Betroffenen in einer überaus kleinen und engen Komfortzone ein, in der sie sich sicher und beschützt fühlen.

Gegen die Schaffung einer Komfortzone ist nichts einzuwenden, bisweilen mag diese sogar hilfreich und notwendig sein. Wenn die Konsequenz daraus aber lautet, dass Sie diese Zone unter keinen Umständen verlassen, hält Sie die Zone auf Dauer eher gefangen, als dass sie Ihnen Sicherheit gibt. Wenn Sie also merken, dass Sie Angst vor Bindungen oder sozialen Beziehungen haben, dass Sie die Welt um sich herum als feindselig wahrnehmen und sich deswegen von ihr abschotten möchten, sollten Sie über professionelle Hilfe nachdenken. Ein Therapeut kann Ihnen dabei helfen, diese Blockaden und Ängste zu lösen und Sie somit wieder ein Stück näher an die Außenwelt heranzuführen. Denn auf Dauer ist ein Leben abseits sozialer Beziehungen und mit ständiger Angst keinesfalls gesund. In solchen Fällen kann professionelle Unterstützung helfen, die Funktionsfähigkeit wiederherzustellen und die Lebensqualität zu verbessern.

Es ist wichtig, zu betonen, dass jeder Mensch unterschiedlich auf Traumata reagiert und dass es keine einheitliche „richtige" Reaktion gibt. Was für den einen als belastend empfunden wird, kann für jemand anderen weniger problematisch sein. Daher ist es entscheidend, auf die individuellen Bedürfnisse und Grenzen zu achten und Hilfe zu suchen, wenn man das Gefühl hat, dass man sie braucht. Aufgrund der Verschiedenheit der traumatischen Erlebnisse sowie der Charaktere der Betroffenen ist es kaum möglich, einen exakten Zeitraum oder eine exakte Liste von Indikatoren zu benennen, die professionelle Hilfe in jedem Fall unerlässlich machen. Grundsätzlich gilt daher: Hören Sie in sich hinein und befragen Sie sich selbst (Stichwort: Sensibilisierung), ob Sie mit der aktuellen Verfassung, in der Sie sich befinden, gut leben können oder ob Sie das Gefühl haben, so nicht weiter machen zu können. Suchen Sie professionelle Unterstützung im Zweifelsfall lieber zu früh als zu spät! Wenn Sie einen Therapeuten aufsuchen und dieser der Meinung ist, dass Sie keine umfassende Therapie benötigen, ist dies das wesentlich bessere Szenario, als zu spät zu einem Therapeuten zu gehen, d. h., wenn Sie bereits tiefgreifende/dauerhafte psychische Beeinträchtigungen erlitten haben.

Die Suche nach professioneller Hilfe kann auf verschiedene Weise erfolgen, darunter die Kontaktaufnahme mit einem Therapeuten, einem Psychiater, einer Klinik oder einer Notfallversorgungseinrichtung. Zusätzlich können Krisenhotlines, Online-Unterstützungsgruppen und lokale Gemeindezentren weitere Ressourcen sein, um Unterstützung zu erhalten. Es ist wichtig, zu wissen, dass Hilfe verfügbar ist und dass es keine Schande ist, um Unterstützung zu bitten, wenn man sie benötigt.

Wen kann ich konsultieren?

Bisher haben wir „professionelle Hilfe" nicht näher definiert. Vermutlich geht Ihr erster Gedanke in Richtung eines Psychiaters/Psychologen. Diese sind ein bedeutender Teil der Versorgungsinfrastruktur für Menschen mit mentalen Beeinträchtigungen. Jedoch gibt es noch weitere Möglichkeiten der professionellen Hilfe, insbesondere in akuten Notsituationen.

• **Therapeuten und Psychiater:** Die Suche nach einem qualifizierten Therapeuten oder Psychiater, der Erfahrung in der Behandlung von Traumata hat, ist eine wichtige Möglichkeit, professionelle Hilfe in Anspruch zu nehmen. Therapeuten können eine Vielzahl von Therapiemethoden anbieten, darunter kognitive Verhaltenstherapie, Traumatherapie und andere spezialisierte Ansätze. Auch wenn in manchen Kreisen dem Begriff „Therapie" noch immer ein negatives Stigma anheftet, wie „Wer zur Therapie geht, hat sein Leben nicht im Griff, ist nicht stark genug ...", scheuen Sie sich bitte nicht, einen Therapeuten aufzusuchen. Denn das genaue Gegenteil ist der Fall: Es zeugt von einer enormen Charakterstärke, zu erkennen, wann man eine Therapie benötigt, und diese dann auch in Anspruch zu nehmen. Therapien helfen Ihnen dabei, wieder zu sich selbst zu finden. Vielen Menschen konnte durch therapeutische Behandlung bereits geholfen werden. Suchen Sie daher rechtzeitig nach einer psychiatrischen/therapeutischen Unterstützung. Denn: In Deutschland sind Therapieplätze relativ knapp und je nach Wohnort kann es eine Weile dauern, bis Sie tatsächlich einen Therapieplatz erhalten. Auch nicht-therapeutische psychologische Ansätze können Ihnen weiterhelfen, z. B. eine Psychoanalyse. Derartige Methoden eignen sich jedoch besser, wenn das Problem nicht allzu akut ist, da sie noch weiter in die Tiefe gehen und nicht nur auf die aktuelle Problematik und deren Lösung eingehen. Gezielte Therapie, z. B. eines akuten Traumas, ist daher meist der erste Schritt.

• **Kliniken und spezialisierte Einrichtungen:** Es gibt spezialisierte Traumakliniken und Einrichtungen, die umfassende Behandlungsprogramme für Menschen mit Traumata anbieten. Diese Einrichtungen bieten oft eine Vielzahl von Dienstleistungen an, darunter Therapie, medizinische Versorgung, Gruppenunterstützung und alternative Therapien. Sie können derartige Kliniken durch Eigenrecherche im Internet finden oder Sie wenden sich an Ihre Krankenkasse oder die Deutsche Rentenversicherung. Die meisten Krankenkassen bezahlen Therapien vollumfänglich. Wenn es sich um ein nachgewiesenes Trauma handelt, ist die Behandlung in jedem Fall zu einhundert Prozent erstattungspflichtig, d. h., die Krankenkasse kann gar nicht anders, als die Behandlungskosten zu übernehmen. Vielen Menschen ist indes nicht bewusst, dass die gesetzliche Deutsche Rentenversicherung (DRV) für Rehabilitationsmaßnahmen zuständig ist. Traumata können eine Reha oder eine Wiedereingliederung in den Arbeitsmarkt erforderlich machen. Wer schwer traumatisiert ist, ist aufgrund der bereits bekannten Symptome (Angst- und Panikattacken, Konzentrationsschwäche) meist nicht voll und ganz arbeitsfähig. Reha-Maßnahmen helfen Ihnen dabei, wieder voll arbeitsfähig zu werden. Kontaktieren Sie dafür die DRV, diese bietet online, telefonisch und mit Auskunfts- und Beratungsstellen vor Ort ausreichend Möglichkeiten zur Kontaktaufnahme.

- **Notfallversorgung:** In akuten Notfällen, in denen eine unmittelbare Unterstützung erforderlich ist, kann die Aufnahme in eine psychiatrische Notfallversorgung oder die Kontaktaufnahme mit einer Krisenhotline oder einem Krisendienst in Betracht gezogen werden. Die Telefonseelsorge erreichen Sie rund um die Uhr. Bei starken Panikattacken haben die Betroffenen zudem oft das Gefühl, zu ersticken, Todesängste und eine Vergrößerung der Panik sind die Folge. In einem solchen Fall ist es absolut berechtigt, den Notarzt zu rufen. Sie werden von diesem erstversorgt und er kann Ihnen entsprechende Medikamente zur Beruhigung verabreichen. Die stärkste Stufe der Gefährdung, die bei traumatischen Belastungen auftreten kann, ist sicherlich die Selbstmordgefährdung. Wenn die Betroffenen das Gefühl haben, von der Panik, der Angst oder dem Schmerz übermannt zu werden, sehen manche keinen anderen Ausweg als den Suizid. Denken Sie stets daran: Es gibt *immer* einen Ausweg! Ihnen kann geholfen werden. Sobald Sie merken, dass Sie unter Suizidgedanken leiden, kontaktieren Sie sofort einen Notarzt oder eine Notfallhotline und lassen Sie sich von den Menschen helfen, die Ihnen hilfreiche Lösungswege aufzeigen können.

Information:

Kontaktmöglichkeiten bei Suizidgedanken

Die Telefonseelsorge ist unter **0800-1110111** rund um die Uhr zu erreichen. Es handelt sich dabei um ein Angebot in kirchlicher Trägerschaft, die Telefonseelsorge ist aber offen für Menschen jeder Konfession.

Weitergehende Informationen finden Sie zudem auf der Webseite der Deutschen Gesellschaft für Suizidprävention:

www.suizidprophylaxe.de

Auch die europäische Notrufnummer 112 kann angewählt werden. Hilfskräfte wie Rettungswagen, Notärzte oder sogar die Polizei helfen Ihnen in akuten Notsituationen weiter.

Es ist wichtig, sich bewusst zu machen, dass Hilfe verfügbar ist und dass es Möglichkeiten gibt, um benötigte Unterstützung zu erhalten. Zögern Sie daher nicht, Hilfe zu suchen, wenn Sie sie brauchen. Sie steht Ihnen zu.

Selbstreflexion: Eigene traumatische Erfahrungen verstehen

Selbstreflexion spielt eine entscheidende Rolle bei der Bewältigung traumatischer Erfahrungen. Dabei geht es darum, sich bewusst mit den eigenen Gedanken, Gefühlen und Verhaltensweisen auseinanderzusetzen, um ein tieferes Verständnis für das Erlebte zu entwickeln. In sich selbst hineinzuhören und die Signale des eigenen Körpers und Geistes zu deuten, ist besonders in emotional herausfordernden Phasen (wie während der Bewältigung von Traumata) von enormer Bedeutung. Nehmen Sie sich die Zeit und die Muße, sich mit Ihren eigenen Empfindungen und Bedürfnissen auseinanderzusetzen.

Ein erster Schritt zur Selbstreflexion ist das Schaffen eines sicheren Raums, in dem man sich erlaubt, ehrlich mit sich selbst zu sein, ohne Urteile oder Selbstkritik. Wir haben bereits über die Bedeutung von sogenannten Safe Spaces gesprochen – schaffen Sie einen solchen Raum, in dem Sie sich vor negativen Einflüssen sowohl von außen als auch von innen schützen. Der Safe Space sollte ein Raum sein, in dem Sie nicht nur kritische oder irritierte Blicke von anderen vermeiden, sondern sich selbst etwas erlauben und mit sich selbst auch nicht zu hart ins Gericht gehen sollten. Gehen Sie vielmehr auf sich und Ihre Gefühle und Bedürfnisse ein, überlegen Sie, was Ihnen guttut und wie Sie sich selbst bei der Traumaarbeit unterstützen können.

Eine sinnvolle Übung, die dabei helfen kann, ist das Führen eines Trauma-Tagebuchs, in dem man regelmäßig Gedanken und Gefühle bezüglich der traumatischen Erfahrungen festhält. Durch das Aufschreiben kann man Muster erkennen und Zusammenhänge zwischen bestimmten Auslösern und Reaktionen verstehen. Das Tagebuch hilft Ihnen in vielerlei Hinsicht. Sie können Ihre Gefühle mit ihm teilen, auch die, die Sie im Grunde lieber für sich behalten würden. Doch auch das Aufschreiben hilft bereits dabei, die Emotionen zu ordnen und zu kanalisieren. Als zusätzliches Instrument zur Selbstreflexion ist das Tagebuch, im Englischen auch Journal genannt, ein wichtiger Begleiter im Prozess der Aufarbeitung von Traumata.

Ein weiterer Ansatz für das Tagebuch ist das Einnehmen einer distanzierten Perspektive, bei der man versucht, das Erlebte aus einer neutralen Position zu betrachten. Treten Sie sozusagen einen Schritt zurück und betrachten Sie Ihr eigenes Verhalten und die Hintergründe dessen aus der Vogelperspektive. Hierbei können Fragen wie „Was hat mich in dieser Situation besonders belastet?" oder „Wie habe ich darauf reagiert und warum?" hilfreich sein. Zum Beispiel kann eine Person, die einen Autounfall erlebt hat, reflektieren, dass bestimmte Geräusche oder Straßenszenen sie an das Trauma erinnern und eine Angstreaktion auslösen. Dies erklärt, warum der Betroffene besonders zu Stoßzeiten im Straßenverkehr oder an lauten und befahrenen Straßen Angst- und Panikreaktionen erleidet. Durch diese Erkenntnis kann er Strategien entwickeln, um mit solchen Triggern umzugehen, wie zum Beispiel durch

Atemtechniken oder das bewusste Lenken der Gedanken auf etwas Beruhigendes. Wir werden im weiteren Verlauf des Buches noch auf verschiedene Atemübungen und Entspannungstechniken zurückkommen.

Übung:

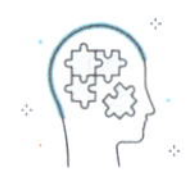

Brief an das jüngere Selbst

Diese Übung beinhaltet das Schreiben eines Briefes an das jüngere Selbst, das die traumatische Erfahrung gemacht hat. Setzen Sie sich dazu in eine ruhige Umgebung und stellen Sie sich vor, dass Sie Ihrem jüngeren Selbst gegenüberstehen. Beginnen Sie den Brief damit, sich selbst zu trösten und zu versichern, dass Sie jetzt an einem sicheren Ort sind und dass Sie sich um sich selbst kümmern werden. Beschreiben Sie dann die traumatische Erfahrung aus Ihrer heutigen Perspektive und erklären Sie, dass Sie verstehen, was damals passiert ist. Teilen Sie Ihrem jüngeren Selbst mit, dass es nicht seine Schuld war und dass es nicht alleine damit fertig werden muss. Geben Sie ihm Ratschläge und ermutigen Sie es, sich Hilfe zu suchen und sich selbst zu vergeben. Schließen Sie den Brief mit einer liebevollen Botschaft ab, die Hoffnung und Zuversicht für die Zukunft ausdrückt. Das Schreiben dieses Briefes hilft Ihnen dabei, Mitgefühl für sich selbst zu entwickeln und die traumatische Erfahrung aus einer neuen Perspektive zu betrachten. Versuchen Sie, beim Formulieren des Briefes in einem tendenziell positiven und aufmunternden Duktus zu schreiben. Geben Sie Ihrem jüngeren Ich Kraft und Energie zur Unterstützung mit auf den Weg.

Welche Bedürfnisse nach Sicherheit und Bindung wurden (nicht) erfüllt?

Selbstreflexion beginnt oft mit dem Stellen von Fragen, die dazu dienen, das eigene Erleben zu verstehen und tiefer zu erforschen. Eine zentrale Frage, die dabei helfen kann, ist: „Welche Bedürfnisse nach Sicherheit und Bindung wurden erfüllt bzw. nicht erfüllt?“ Diese Frage lädt dazu ein, über die eigenen traumatischen Erfahrungen nachzudenken und zu reflektieren, wie sie sich auf die Grundbedürfnisse nach Sicherheit und Bindung ausgewirkt haben könnten. Ein Fehlen an Sicherheit und Bindung, insbesondere in der frühkindlichen Prägungsphase, kann Traumata hervorrufen oder verstärken. Sich darüber im Klaren zu sein, welche unerfüllten Bedürfnisse in uns schlummern und uns unbewusst mental belasten, ist ein erster wichtiger Schritt der Traumaarbeit. Je klarer und deutlicher die Ursachen sind, desto besser können wir die Symptome bekämpfen.

Vielleicht erinnern Sie sich an Momente der Unsicherheit oder des Alleingelassenseins, die zu einer tiefen Verunsicherung geführt haben. Vielleicht gab es eine Zeit, in der Sie das Gefühl hatten, niemandem vertrauen zu können oder dass Sie es nicht wert waren, eine stabile Beziehung zu führen. Sie haben eine Angst vor Bindungen entwickelt oder haben nie richtig gelernt, eine gesunde und stabile zwischenmenschliche Beziehung einzugehen. Indem Sie sich diese Fragen stellen, beginnen Sie damit, Zusammenhänge zwischen vergangenen traumatischen Erfahrungen und aktuellen Bindungsproblemen zu erkennen. Derartige Erfahrungen in Ihrer Sozialisation können zur selbsterfüllenden Prophezeiung werden – Sie glauben, dass Sie nicht in der Lage sind, eine stabile Beziehung einzugehen, und verhalten sich anderen Menschen gegenüber entsprechend. Dadurch, dass Sie sich aber so verhalten, werden Sie von Ihrem Gegenüber wiederum keine Zuneigung erfahren, was Sie abermals in Ihrer Annahme bestätigt.

Man könnte sich fragen, ob bestimmte Verhaltensmuster in Beziehungen auf diese unerfüllten Bedürfnisse zurückzuführen sind und wie man damit umgehen kann. Die Selbstreflexion ermöglicht es, sich selbst besser zu verstehen und Wege zu finden, um mit den Folgen des Traumas konstruktiv umzugehen und eine gesunde Bindungsfähigkeit zu entwickeln. Komplizierter wird es, wenn Sie auf Anhieb keine Situationen benennen können, in denen Ihnen die gewünschte Bindung oder Zuneigung entsagt wurde. Hier müssten Sie unter Umständen tiefer in die Ursachenforschung einsteigen, was vor allem mit professioneller Hilfe zumeist gut gelingt. Therapeuten sind darauf geschult, solche unbewussten Erfahrungen ans Tageslicht zu befördern und somit gemeinsam mit Ihnen die Ursache für Bindungsstörungen ausfindig zu machen.

Umkehrfrage: Welche Ressourcen wurden aufgrund des Traumas entwickelt?

Traumata sind zweifellos belastende Erfahrungen, die tiefe Wunden hinterlassen können. Doch gleichzeitig können sie, so seltsam das auch klingen mag, Ressourcen und Potenziale freisetzen, die es den Betroffenen ermöglichen, Widerstandsfähigkeit aufzubauen und persönliches Wachstum zu erfahren.

Mögliche Potenziale, die aus einem Trauma hervorgehen können, sind eine gesteigerte Empathie und Mitgefühl gegenüber anderen, insbesondere gegenüber Menschen, die ähnliche Erfahrungen durchlebt haben. Die Überwindung eines Traumas erfordert oft intensive Selbstreflexion und emotionale Arbeit, die dazu führen können, dass man sensibler für die Bedürfnisse und Gefühle anderer wird. Diese gesteigerte Empathie kann zu einem tieferen Verständnis und einer stärkeren Verbindung mit anderen führen und es ermöglichen, Unterstützung und Trost zu bieten. Meistens haben traumatische Ereignisse eine negative Auswirkung auf die sozialen Beziehungen, etwa wenn Bindungsängste oder Sozialphobien entstehen. An diesem eben genannten Beispiel sehen wir jedoch, dass auch Traumata und insbesondere Traumaarbeit soziales Potenzial in sich tragen.

Nach diesem Prinzip funktionieren etwa auch Selbsthilfegruppen: Menschen, die allesamt etwas Traumatisches erlebt haben, finden in einem geschützten Raum zusammen und sprechen über ihre Erfahrungen und Erlebnisse. Dieses Therapiekonzept funktioniert auch deshalb, weil die Menschen in der Selbsthilfegruppe durch ihr eigenes Erleben mehr Empathie für die anderen Menschen im Raum aufbringen können, die dasselbe Schicksal erleiden mussten.

Ein weiteres Potenzial, das sich aus Traumata entwickeln kann, ist eine erhöhte Resilienz oder psychische Widerstandsfähigkeit. Menschen, die traumatische Erfahrungen überwunden haben, haben oft gelernt, mit extremen Belastungen umzugehen und Krisen zu bewältigen. Diese Fähigkeit, schwierige Situationen zu überstehen, kann eine wertvolle Ressource sein, die es den Betroffenen ermöglicht, auch in Zukunft Herausforderungen zu meistern und sich anzupassen. Nehmen wir an, Sie haben ein Trauma überwunden, das aufgrund eines plötzlichen Todesfalls in der Familie entstanden ist. Gemeinsam mit einem Therapeuten haben Sie Ihre mentale Gesundheit so weit wiederhergestellt, dass Sie im Alltag keine Beeinträchtigungen mehr spüren. Dennoch tragen Sie die Erinnerungen und die Erfahrungswerte weiterhin in sich. Viele Menschen berichten, dass infolge eines traumatischen Erlebnisses viele Alltagsprobleme nichtig erscheinen. Wenn Sie wissen, was es heißt, an den Folgen eines Traumas zu leiden, machen Sie sich über kleinere Probleme weniger Gedanken als zuvor. Ein verspäteter Zug, eine klemmende Wohnungstür oder den Lärm der Straße vor Ihrem Haus haben Sie unter Umständen vor dem traumatischen Ereignis als Probleme wahrgenommen, über die Sie sich Gedanken gemacht und geärgert haben. Doch im Vergleich zu den Erfahrungen, die Sie nun durchlebt haben, haben diese Probleme eine verschwindend geringe Relevanz. Ein gut behandeltes Trauma kann Sie also resilienter gegenüber kleinen alltäglichen Ärgernissen oder Konflikten machen.

Darüber hinaus kann ein Trauma auch dazu führen, dass man seine eigenen Stärken und Ressourcen neu entdeckt. In der Auseinandersetzung mit dem Trauma und den damit verbundenen Herausforderungen können verborgene Fähigkeiten und Potenziale zum Vorschein kommen, die einem helfen, das Erlebte zu bewältigen und persönliches Wachstum zu erfahren. Dies kann dazu führen, dass man ein tieferes Vertrauen in die eigenen Fähigkeiten entwickelt und ein gesteigertes Selbstwertgefühl erfährt. Auch hier ist es wichtig, dass Sie die Traumafolgen zunächst in den Griff bekommen. Haben Sie dieses große Ziel erreicht, entwickeln Sie neues Selbstvertrauen. Sie haben etwas Großes geschafft und können zu Recht stolz auf sich sein, dass es Ihnen gelungen ist, das Trauma zu besiegen. Dieses neu gewonnene Vertrauen in Ihre eigene Stärke und Ihre eigenen Fähigkeiten kann Ihnen Kraft und Motivation im Alltag schenken.

Insgesamt kann ein Trauma also nicht nur negative Auswirkungen haben, sondern auch positive Ressourcen und Potenziale freisetzen, die es den Betroffenen ermöglichen, gestärkt aus der Erfahrung hervorzugehen und ein erfülltes Leben zu führen. Hierfür bedarf es allerdings einer tiefgreifenden Auseinandersetzung mit dem Trauma. Wenn Sie sich allerdings nicht damit auseinandersetzen, werden Sie auch keine positiven Potenziale des Traumas nutzen können. Erst, wenn Sie all die negativen, belastenden Auswirkungen mithilfe von Fachleuten und Ihrer eigenen Mitarbeit aufgearbeitet und in den Griff bekommen haben, werden Sie feststellen, dass selbst in einer negativen Erfahrung noch ein kleines Potenzial zur positiven Entfaltung steckt.

Aktuell: In welchen Lebensbereichen besteht ein Leidensdruck?

Gehen Sie in sich und reflektieren Sie für sich, in welchen Situationen ein konkreter Leidensdruck im Alltag für Sie entsteht. Welche Lebensbereiche sind davon betroffen?

- Familienleben / Freundeskreis
- berufliches Umfeld
- Privatleben / Hobbys
- Beziehungen (sowohl Liebesbeziehungen als auch Freundschaften)
- sonstige Tätigkeiten

Versuchen Sie, in sich hineinzuhören und zu ergründen, warum in diesen speziellen Lebensbereichen ein Leidensdruck für Sie oder auch für andere (z. B. Lebenspartner) entsteht und wie Sie diesem entgegenwirken können. Sprechen Sie mit einem Psychologen oder Therapeuten über konkrete Alltagssituationen und suchen Sie gezielt nach Lösungen. Nur so können Sie verhindern, dass wichtige Lebensbereiche dauerhaft von Ihrem traumatischen Ereignis überschattet werden.

IM HIER UND JETZT BLEIBEN

Bei der Analyse von Entwicklungstraumata ist es wichtig, einen tiefgehenden retrospektiven Blick auf die Vergangenheit zu werfen, um die Ursachen und Auswirkungen des Traumas besser zu verstehen. Dies kann bedeuten, sich mit belastenden Erinnerungen, traumatischen Ereignissen und den damit verbundenen emotionalen Reaktionen auseinanderzusetzen. Durch diese retrospektive Reflexion können wichtige Einsichten gewonnen werden, die dabei unterstützen, die Zusammenhänge zwischen vergangenen Erfahrungen und aktuellen Schwierigkeiten zu erkennen. Wir haben uns bereits mit der Ursachenforschung für Traumata und deren grundsätzliche Relevanz auseinandergesetzt. In einem ersten Schritt ist es unerlässlich, den Ursachen des Traumas auf den Grund zu gehen und so die Folgen der traumatischen Belastung zu verstehen.

Information:

Entwicklungstraumata

Ein Entwicklungstrauma entsteht oft in der Kindheit durch wiederholte oder langanhaltende traumatische Ereignisse, wie Vernachlässigung, Missbrauch oder emotionale Gewalt. Diese Erfahrungen können langfristige Auswirkungen auf die psychische Gesundheit und das Verhalten haben und es ist wichtig, ihre Ursachen und Folgen zu verstehen, um angemessene Unterstützung und Interventionen anzubieten.

Einer der Pioniere der Entwicklungsforscher war der „Vater der Psychoanalyse" Sigmund Freud. Als einer der ersten Wissenschaftler verstand er, dass Erlebnisse in unserer Kindheit uns bis ins Erwachsenenalter hinein prägen und dass ein Erwachsener mit psychischen Problemen diese nicht zwingend im Erwachsenenalter erlebt haben muss, sondern unter Umständen bereits seit Kindheitstagen belastet ist. Freud leistete damit einen wichtigen Beitrag für unser Verständnis von Psychotherapie und das Verstehen von Traumata.

Bei der retrospektiven Analyse von Entwicklungstraumata geht es darum, Ihre Geschichte zu erkunden und herauszufinden, welche Ereignisse und Beziehungen zu dem Trauma beigetragen haben könnten. Dies erfordert oft eine einfühlsame und unterstützende Herangehensweise, da das Durchleben vergangener traumatischer Erfahrungen emotionale Reaktionen und Überwältigung auslösen kann. Auch an dieser Stelle daher erneut der Ratschlag: Wenden Sie sich an einen Therapeuten. Dieser kann Sie auf dem Weg der Aufarbeitung begleiten und weiß mit schwierigen emotionalen Situationen umzugehen. Es ist jedoch wichtig, zu betonen, dass die Analyse retrospektiver Traumaerfahrungen nicht dazu führen sollte, dass Sie in der Vergangenheit stecken bleiben oder sich in Ihren traumatischen Erinnerungen verlieren. Vielmehr sollte das Ziel der retrospektiven Arbeit darin bestehen, Einsichten zu gewinnen und Verständnis für die Zusammenhänge zwischen Vergangenheit und Gegenwart zu entwickeln, um positive Veränderungen im Hier und Jetzt zu ermöglichen!

Deshalb ist es entscheidend, dass während des Analyseprozesses stets darauf geachtet wird, im Hier und Jetzt zu bleiben. Das bedeutet, dass der Fokus nicht nur auf der Vergangenheit liegen sollte, sondern dass auch die aktuellen Bedürfnisse, Ressourcen und Stärken berücksichtigt werden müssen. Wir verstehen also durch die Vergangenheit und blicken gleichzeitig in die Zukunft, der Blick richtet sich nach vorne und strahlt dadurch einen gewissen Optimismus in einer schwierigen Situation aus. Durch die Integration von retrospektiver Reflexion und gegenwärtiger Orientierung können gemeinsam mit dem Therapeuten Lösungsansätze entwickelt werden, die Ihnen dabei helfen, positive Veränderungen in Ihrem Leben zu erreichen. Im besten Fall werden Sie das Trauma besiegen und sich mental so weit davon lösen, dass es keine negativen Auswirkungen mehr auf Ihre aktuelle psychische Konstitution hat.

Ein zentraler Aspekt, der im Verantwortungsbereich des Therapeuten liegt, ist es, eine sichere und unterstützende Umgebung im Hier und Jetzt zu schaffen, in der Sie sich wohl und verstanden fühlen. Dies kann bedeuten, dass therapeutische Techniken und Interventionen eingesetzt werden, die Ihnen dabei helfen, sich zu beruhigen, sich mit Ihren Gefühlen auseinanderzusetzen und sich auf Ihre aktuellen Bedürfnisse zu konzentrieren. Wir haben bereits einige Übungen kennengelernt und werden im weiteren Verlauf des Buches noch weitere Übungen vorstellen, die Ihnen helfen, sich auf Ihre Gefühle zu konzentrieren, zu entspannen und sich zeitgleich zu fokussieren. Ihr Therapeut kann Ihnen bei der korrekten Durchführung der Übungen auf alle Fälle unter die Arme greifen.

Außerdem ist es hilfreich, dem Klienten dabei zu helfen, konkrete Ziele für die Zukunft zu setzen und Schritte zu identifizieren, die er unternehmen kann, um diese Ziele zu erreichen. Dies kann dazu beitragen, dass der Klient ein Gefühl von Hoffnung und Zuversicht entwickelt und motiviert wird, positive Veränderungen anzustreben.

Indem der Fokus auf den jetzigen Moment gerichtet bleibt und die retrospektive Arbeit in einen aktuellen Kontext eingebettet wird, kann die Analyse von Entwicklungstraumata zu einer tiefgreifenden Veränderung und Heilung führen. Sie ermöglicht Ihnen, die Vergangenheit zu verstehen und gleichzeitig die Kontrolle über Ihr Leben im Hier und Jetzt zurückzugewinnen.

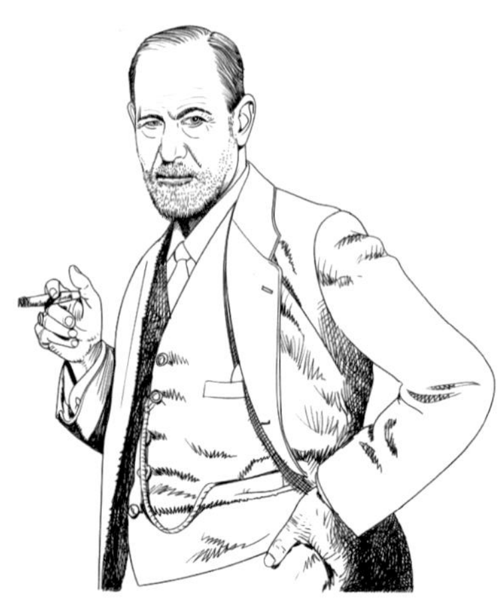

Biografie: Sigmund Freud

Sigmund Freud (* 1856 in Freiberg, Kaisertum Österreich, als Sigismund Schlomo Freud; ✞ 1939 in London) war ein österreichischer Psychologe sowie Kulturkritiker und Gesellschaftstheoretiker, der bis heute eine breite Rezeption in den Sozial- und Geisteswissenschaften erfährt. Er ist der Begründer der *Psychoanalyse*.

Freud entstammt einer jüdischen Familie und wurde in Freiberg geboren, das heute auf dem Gebiet Tschechiens liegt. Nach dem Besuch des Gymnasiums wollte Freud zunächst Rechtswissenschaften studieren, entschied sich dann aber für Medizin und wurde im Jahr 1873 an der Universität Wien immatrikuliert. Seit Beginn des Studiums galt sein besonderes Interesse der Erforschung der conditio humana, also der *Natur des Menschen*.

Daher entwickelte er in der Zeit, in der er als Arzt in Wien praktizierte, verschiedene Überlegungen und Modelle, die weniger auf körperliche als auf mentale Krankheiten der Menschen abzielten. Seine erste publizierte Studie zu dem Thema beschäftigte sich mit der *Hysterie* von Frauen. Große Popularität erlangte Freud 1899 mit der Publikation seines Werkes *Die Traumdeutung*, in dem er erstmals den Gedanken formuliert, dass Träume Ausdrücke von Ängsten, Wünschen oder Sehnsüchten des Menschen sein können. Ebenfalls breite Rezeption erfuhr seine 1904 veröffentlichte Studie *Zur Psychopathologie des Alltagslebens*, in der er unter anderem die noch heute oft zitierte Freud'sche Fehlleistung beschrieb: Also einen unterbewussten Versprecher, bei dem eine Person unbewusst das sagt, was sie eigentlich denkt, obwohl sie es nicht aussprechen wollte. Denken wir nur an die berühmte Szene, in der die damalige Bundeskanzlerin Angela Merkel den umstrittenen hessischen Ministerpräsidenten mit den Worten „Sehr geehrter Roland Kotz ... äh Koch“ begrüßte.

Andere Theorien Freuds, zum Beispiel zu frühkindlichen Entwicklungsphasen und Prägungen des Menschen, werden heute von der Psychologie weitestgehend negiert. Bereits zu Lebzeiten erhielt Freud Widerspruch, zum Beispiel von seinem (ebenfalls noch heute berühmten) Schüler Carl Gustav Jung. Die Grundgedanken der Psychoanalyse sind jedoch bis heute von Relevanz für das Verständnis unserer Gesellschaft und überdauerten auch die Verfolgung durch die Nationalsozialisten, die die Psychoanalyse als „jüdische Wissenschaft" verfolgten. Freud selbst blieb noch lange nach Hitlers Machtergreifung in Wien, auch als seine Bücher bereits verbrannt wurden. Erst 1938, infolge des Anschlusses Österreichs, floh er mit seiner Tochter Anna, die sich ebenfalls zur Psychoanalytikerin hatte ausbilden lassen und den kranken Vater bereits auf Vorträgen vertrat, nach London ins Exil. Dort starb Sigmund Freud, aufgrund seines starken Tabakkonsums an Gaumenkrebs erkrankt, nur ein Jahr später an einer Überdosis Morphium, die sein Hausarzt Max Schur ihm zur Linderung der Schmerzen, verursacht durch zahlreiche Krebsgeschwüre, verabreicht hatte. Heute gilt Freud als einer der einflussreichsten und weltweit meistrezipierten Denker des 20. Jahrhunderts.

Selbstverantwortung

Selbstverantwortung spielt eine entscheidende Rolle bei der Bewältigung von Traumata und der Förderung von Heilung und persönlichem Wachstum. Es geht darum, die Verantwortung für das eigene Leben und die eigenen Entscheidungen zu übernehmen, anstatt sich in Schuldzuweisungen oder einer gefährlichen Opferhaltung zu verlieren. Damit wir uns an dieser Stelle nicht falsch verstehen, sei klar betont: Traumabetroffene sind häufig Opfer; entweder von Gewalt, Missbrauch oder auch Kriegserlebnissen, für die sie selbst nichts können. Es geht also keineswegs darum, Sie für Ihre Gefühle zu kritisieren. Obwohl es also vollkommen verständlich ist, dass traumatische Erfahrungen oft tiefe emotionale Wunden hinterlassen und das Bedürfnis besteht, jemanden oder etwas für das erlittene Leid verantwortlich zu machen, kann eine solche Haltung letztendlich hinderlich sein für den Heilungsprozess.

Selbstverantwortung bedeutet nicht, die Schuld für das Trauma oder die daraus resultierenden Schwierigkeiten allein auf sich zu nehmen. Vielmehr geht es darum, die Kontrolle über das eigene Leben zurückzugewinnen und aktiv Schritte zu unternehmen, um die eigenen Herausforderungen zu bewältigen und ein erfülltes Leben zu führen. Dies kann in vielen Fällen bedeuten, sich professionelle Unterstützung zu suchen, gesunde Bewältigungsmechanismen zu entwickeln oder Beziehungen aufzubauen, die unterstützend und stärkend sind.

Ängsten, Sorgen oder depressiven Verstimmungen auseinander und erlauben Sie sich, diese anzunehmen und zu fühlen, ohne sich von ihnen überwältigen zu lassen. Sie können dies zum Beispiel tun, indem Sie regelmäßig Tagebuch schreiben oder sich mit vertrauten Menschen darüber austauschen. Indem Sie Ihre Gefühle und Gedanken akzeptieren und ihnen Raum geben, können Sie lernen, mit ihnen umzugehen und sie besser zu verarbeiten.

Es ist ebenfalls wichtig, sich bewusst Zeit für Selbstfürsorge und Selbstmitgefühl zu nehmen. Nehmen Sie sich regelmäßig Zeit für Aktivitäten, die Ihnen guttun und Sie entspannen, wie zum Beispiel Spaziergänge in der Natur, Meditation oder Yoga. Erlauben Sie sich, für sich selbst da zu sein und sich so anzunehmen, wie Sie sind, mit all Ihren Stärken und Schwächen. Indem Sie sich selbst mit Freundlichkeit und Mitgefühl begegnen, können Sie Ihre innere Widerstandskraft stärken und besser mit belastenden Erfahrungen umgehen. Auch zu diesem Punkt werden wir in einem späteren Kapitel en détail Übungen besprechen, die Ihnen dabei helfen, Empathie und Mitgefühl für sich selbst zu entwickeln. Abzugrenzen ist das Gefühl vom Selbstmitleid. Es geht nicht darum, sich selbst und die eigene Situation zu bedauern, sondern vielmehr darum, Mitgefühl für Ihre eigene Gedanken- und Gefühlswelt zu entwickeln.

Schließlich ist es wichtig, sich bewusst Ziele zu setzen und aktiv Schritte zu unternehmen, um diese zu erreichen. Überlegen Sie sich, was Sie langfristig erreichen möchten und welche kleinen Schritte Sie dafür unternehmen können. Setzen Sie sich realistische Ziele und feiern Sie Ihre Erfolge, auch wenn sie noch so klein sind. Der positive und zukunftsgewandte Blick wird dadurch verstärkt, was Sie wiederum beim Erreichen Ihrer Ziele bestärkt. Indem Sie aktiv an Ihrer eigenen Entwicklung arbeiten und positive Veränderungen in Ihrem Leben herbeiführen, können Sie neue Perspektiven gewinnen und eine hoffnungsvolle Zukunft ist in unmittelbarer Reichweite. Lassen Sie sich nicht durch kleinere Rückschläge aus dem Konzept bringen. Sie werden sehr wahrscheinlich Tage erleben, an denen es Ihnen nicht gut geht und an denen Sie das Grübeln und die Gedankenkreise nicht stoppen können. Doch auch dieser Prozess gehört zur Annahme und Akzeptanz dazu: Akzeptieren Sie, dass es auch solche Phasen geben kann, und versuchen Sie dennoch, den Weg der Traumaarbeit (gegebenenfalls zusammen mit einem Therapeuten) zu bestreiten.

Fassen wir zusammen:
Insgesamt geht es bei der Integration der schmerzhaften Erfahrung in den Alltag darum, die Realität anzunehmen und neue Perspektiven und Möglichkeiten zu entwickeln, anstatt in Verdrängung oder Verleugnung zu verharren. Indem Sie sich bewusst mit Ihren Gedanken und Gefühlen auseinandersetzen, positive Erlebnisse bewusst erleben, negative Gefühle zulassen, sich selbst mit Freundlichkeit und Mitgefühl begegnen und aktiv an Ihren Zielen arbeiten, können Sie lernen, mit traumatischen Erfahrungen umzugehen und gestärkt daraus hervorzugehen.

„Ich übernehme volle Verantwortung für mich selbst“

Mit den oben genannten Aspekten geht die Übernahme von Verantwortung für sich selbst einher, d. h. für die eigenen Gedanken, Gefühle, aber auch Handlungen. Essentiell zum Verständnis der eigenen Person und der eigenen Geschichte ist das Konzept des inneren Kindes, welches wir zunächst verstehen müssen.

Das Konzept des inneren Kindes

Das Konzept des *inneren Kindes* ist ein psychotherapeutisches Konzept, das darauf abzielt, ungelöste emotionale Wunden aus der Kindheit zu erkennen, anzuerkennen und zu heilen. Es basiert auf der Vorstellung, dass jedes Individuum ein inneres Kind in sich trägt, das die Erfahrungen und Emotionen der eigenen Kindheit repräsentiert. Diese Erfahrungen können prägend sein und das Selbstbild, die Beziehungsfähigkeit und das Verhalten im Erwachsenenalter beeinflussen, so wie Sigmund Freud mit der Postulierung seines Konzepts der frühkindlichen Prägung bereits feststellte. Es ist wichtig, zu verstehen, dass laut der Theorie das innere Kind noch immer in jedem Menschen wohnt. Es tritt nicht nur situativ in Erscheinung, sondern ist zu jeder Zeit ein Teil unserer erwachsenen Persönlichkeit.

Das innere Kind repräsentiert auch die ursprüngliche, unverfälschte und verletzliche Seite eines Menschen. Es enthält die Erinnerungen an vergangene Ereignisse, insbesondere solche, die mit Trauma, Vernachlässigung oder anderen belastenden Erfahrungen verbunden sind. Diese Erfahrungen können dazu führen, dass das innere Kind verletzt, verängstigt oder vernachlässigt wird und dass die damit verbundenen Emotionen wie Scham, Angst oder Wut weiterhin im Erwachsenenalter präsent sind. Das Konzept des inneren Kindes geht davon aus, dass diese ungelösten emotionalen Wunden im Erwachsenenalter zu verschiedenen Problemen führen können, darunter Beziehungsprobleme, geringes Selbstwertgefühl, Depressionen, Angststörungen oder ungesunde Bewältigungsmechanismen wie Suchtverhalten oder Essstörungen. Indem man sich bewusst mit seinem inneren Kind auseinandersetzt und es heilt, kann man diese emotionalen Wunden erkennen, akzeptieren und lösen und so zu einer positiven Veränderung im eigenen Leben beitragen.

Die Heilung des inneren Kindes

Die Heilung des inneren Kindes beinhaltet verschiedene Schritte und Techniken, die darauf abzielen, die Verbindung zum inneren Kind herzustellen, verletzende Erlebnisse aus der Sicht eines Beobachters zu betrachten, entstandene Wunden zu heilen und eine liebevolle und unterstützende Beziehung zu seinem inneren Kind aufzubauen. Dazu gehört zum Beispiel die Arbeit mit Visualisierungen und Imaginationstechniken, um Kontakt zum inneren Kind herzustellen und ihm Sicherheit und Trost zu spenden.

Übung:

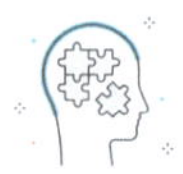

Das innere Kind heilen

Eine wichtige Technik bei der Heilung des inneren Kindes ist die Arbeit mit *Affirmationen* und positiven Selbstgesprächen. Indem Sie sich selbst liebevoll und unterstützend ansprechen und sich positive Botschaften vermitteln, können Sie Ihr inneres Kind stärken und ihm helfen, sich sicher und geliebt zu fühlen. Stellen Sie sich die Kommunikation dabei vor wie mit einem tatsächlichen Kind aus Ihrem Umfeld, Sie sprechen mit Ihrem inneren Kind so, wie Sie auch mit Ihrem Neffen, Ihrer Nichte oder dem Nachbarskind sprechen würden. Seien Sie dabei ruhig und zugewandt und schlagen Sie einen positiven, bekräftigenden Tonfall an. Zuneigung ist für Kinder enorm wichtig und dies gilt im selben Maße auch für Ihr inneres Kind. Diese Methode des Dialogs mit dem inneren Kind kann dazu beitragen, negative Glaubenssätze und Selbstzweifel zu überwinden und das Selbstwertgefühl zu stärken.

Ein weiterer wichtiger Schritt bei der Heilung des inneren Kindes ist, die eigenen Bedürfnisse und Gefühle ernst zu nehmen und für sich selbst zu sorgen. Das bedeutet, sich bewusst Zeit für Selbstfürsorge zu nehmen, den eigenen Bedürfnissen nachzugehen und diese zu akzeptieren. Nehmen Sie sich täglich 10 bis 15 Minuten Zeit, in denen Sie sich ausschließlich mit sich selbst, mit Ihren inneren Wünschen und Bedürfnissen befassen. Was fühlen Sie, was brauchen Sie in Ihrer aktuellen Situation und warum? Tun Sie, wenn möglich, das, was Ihnen am meisten hilft – sei es Sport, ein Treffen mit Freunden oder Entspannung vor dem Fernseher. Erlaubt ist, was hilft. Indem Sie sich mit Offenheit, Positivität und Mitgefühl begegnen, stärken Sie das innere Kind und helfen ihm, sich sicher und geliebt zu fühlen. Schließlich würden Sie auch bei Ihrem eigenen oder einem Ihnen nahestehenden Kind auf dessen Bedürfnisse achten und versuchen, diese bestmöglich zu erfüllen.

Die Heilung des inneren Kindes ist ein kontinuierlicher Prozess, der Zeit, Geduld und Selbstmitgefühl erfordert. Es ist wichtig, sich bewusst Zeit für diesen Prozess zu nehmen und sich selbst Raum zu lassen, um zu fühlen, was man fühlt, ohne sich dafür zu verurteilen. Indem Sie sich liebevoll und unterstützend um Ihr inneres Kind kümmern, tragen Sie dazu bei, alte Wunden zu heilen und ein Leben voller Selbstliebe und Akzeptanz der eigenen Person zu führen.

Eigenverantwortung stärken

Was aber hat das Konzept des inneren Kindes nun mit der Übernahme von Eigenverantwortung zu tun? Bleiben wir einmal bei dem Bild eines realen Kindes: Verantwortung für ein Kind zu tragen, ist eine der herausforderndsten und gleichzeitig erfüllendsten Aufgaben, die sich ein Mensch vorstellen kann. Die Verantwortung für das innere Kind zu übernehmen, bedeutet, auch für sich selbst einzutreten und dabei sowohl den positiven Aspekten (Heilung, Linderung der Traumaauswirkungen) als auch den Herausforderungen Rechnung zu tragen. Das innere Kind zu heilen bedeutet, sich mit der eigenen Person auseinanderzusetzen und Verantwortung für sie zu übernehmen.

Die Übernahme von Verantwortung für sich selbst, auch nachdem man ein Trauma erlebt hat, ist ein wesentlicher Schritt auf dem Weg zur Heilung und zum persönlichen Wachstum. Obwohl traumatische Ereignisse oft außerhalb der eigenen Kontrolle liegen und tiefgreifende Auswirkungen auf das Leben haben können, ist es wichtig, zu erkennen, dass es in Ihren Händen liegt, wie Sie mit den Folgen des Traumas umgehen und wie Sie Ihr Leben gestalten. Auf das Trauma selbst haben Sie keinen Einfluss, auf dessen Folgen nur bedingt. Auf den Umgang mit ihnen können Sie jedoch erheblichen Einfluss nehmen.

Einer der wichtigsten Aspekte der Übernahme von Verantwortung ist es, sich selbst als Handlungssubjekt zu sehen und aktiv an seiner eigenen Heilung und Entwicklung zu arbeiten. Dies bedeutet, sich bewusst zu machen, dass Sie trotz der erlebten Schwierigkeiten die Fähigkeit und die Macht besitzen, positive Veränderungen in Ihrem Leben herbeizuführen. Reden Sie sich nicht klein, sondern glauben Sie an sich und Ihre Fähigkeiten. Indem Sie sich selbst als aktiven Gestalter Ihres Lebens begreifen, können Sie eine innere Haltung der Selbstwirksamkeit und des Selbstvertrauens entwickeln, die entscheidend für den Heilungsprozess ist. Ihre Rolle bei der Traumabewältigung wird so von einer passiven zu einer aktiven Rolle: vom Betroffenen des Traumas zum Gestalter einer besseren und hoffnungsvollen Zukunft.

Übungen:

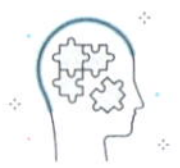

Eigenverantwortung übernehmen

Selbstreflexion: Eine Übung, um weg von Schuldzuweisungen und hin zur Eigenverantwortung zu kommen, ist die Selbstreflexion und Selbstprüfung. Nehmen Sie sich regelmäßig Zeit, um über Ihr eigenes Verhalten, Ihre Gedanken und Ihre Emotionen nachzudenken und zu reflektieren. Fragen Sie sich dabei, welche Rolle Sie selbst in schwierigen Situationen gespielt haben und welche Verantwortung Sie für Ihr Handeln übernehmen können. Seien Sie dabei ehrlich zu sich selbst und nehmen Sie auch unangenehme Wahrheiten an, vielleicht entdecken Sie auf diese Weise noch Verbesserungspotenziale bei Ihrem bisherigen Umgang mit dem Trauma und dessen Folgen.

Entscheidungen bewusst treffen: Bisweilen tun wir uns im Alltag schwer damit, Entscheidungen zu treffen. Das beginnt bei simplen Entscheidungen im Supermarkt, welche der zahlreichen Käse- oder Brotsorten man kaufen soll, und geht bis hin zu Jobangeboten, Partnersuche und weiteren essentiellen Bereichen unseres Lebens. Entscheidungen zu treffen bedeutet, Verantwortung zu übernehmen, schließlich besteht immer das Risiko, sich falsch zu entscheiden oder nicht die beste der möglichen Optionen gewählt zu haben. Um die Eigenverantwortung zu stärken, seien Sie sich dessen bewusst, dass Sie im Moment eine Entscheidung treffen und dass Sie die Verantwortung für etwaige Konsequenzen übernehmen. Wenn Sie also im Supermarkt stehen, sagen Sie ganz bewusst: Ich kaufe dieses Produkt, weil es mir am hochwertigsten erscheint / der Preis am besten ist / die Verpackung mich anspricht. Heute nehmen Sie das Auto, morgen fahren Sie dieselbe Strecke vielleicht mit dem Zug. Machen Sie sich bewusst, dass Sie sich entscheiden: Heute nehme ich das Auto, weil es regnet und ich mir das Warten am zugigen Bahnhof ersparen möchte. Sie werden sehen, dass Sie ständig Entscheidungen treffen und damit Verantwortung für sich übernehmen. Wenn Sie sich dessen bewusst werden, stärkt dies Ihr Selbstvertrauen.

Fassen wir auch hier kurz zusammen:
Es ist wichtig, zu verstehen, dass die Übernahme von Verantwortung für sich selbst nicht bedeutet, die Verantwortung für das Trauma zu übernehmen oder die Tatsache zu leugnen, dass man Opfer von traumatischen Ereignissen geworden ist. Vielmehr geht es darum, die Verantwortung für die eigene Reaktion auf das Trauma zu übernehmen und aktiv an der Bewältigung der damit verbundenen Herausforderungen zu arbeiten. Indem Sie sich selbst als Handlungssubjekt begreifen und die Verantwortung für Ihr eigenes Leben übernehmen, können Sie die Kontrolle über Ihr Schicksal zurückgewinnen und positive Veränderungen in Ihrem Leben herbeiführen.

„WAS KANN MIR AKTUELL AM MEISTEN BEHILFLICH SEIN?"

Das psychologische Konzept der bedürfnisorientierten Intervention basiert auf der Idee, dass das menschliche Verhalten und das Wohlbefinden eng mit der Erfüllung individueller Bedürfnisse verbunden sind. Diese Bedürfnisse können sowohl physischer als auch psychischer Natur sein und umfassen Aspekte wie Sicherheit, Zugehörigkeit, Autonomie, Kompetenz, Selbstwertgefühl und Selbstverwirklichung.

Soziale Bedürfnisse spielen eine wichtige Rolle im Rahmen der bedürfnisorientierten Intervention. Dazu gehören das Bedürfnis nach sozialer Unterstützung, Bindung, Zugehörigkeit und sozialer Interaktion. Menschen streben danach, in Beziehungen zu anderen Menschen eingebunden zu sein und sich von anderen akzeptiert und unterstützt zu fühlen. Denken Sie dabei an das innere Kind zurück. Sowohl Kinder als auch Erwachsene benötigen soziale Bindungen, um sich sicher und in die Gesellschaft eingebunden zu fühlen. Soziale Isolation oder Einsamkeit können daher das psychische Wohlbefinden stark beeinträchtigen. Die bedürfnisorientierte Intervention zielt darauf ab, die sozialen Bedürfnisse der Menschen zu erkennen und zu fördern, indem sie Möglichkeiten zur sozialen Interaktion und Unterstützung bereitstellt. Bisweilen kann es für Trauma-Betroffene sehr schwierig sein, sich in sozialen Kontexten zu bewegen, Angst vor Bindung oder auch vor größeren Menschenansammlungen können tendenziell soziale Isolation begünstigen. Dennoch sollten Sie sich bisweilen überwinden, nach draußen zu gehen und aktiv den Kontakt mit anderen Menschen zu suchen. Ihr Therapeut kann gemeinsam mit Ihnen einen lösungsorientierten Ansatz entwickeln, der Ihnen bei der Bewältigung der sozialen Phobie hilft.

Die Änderung äußerer Rahmenbedingungen ist ebenfalls Teil der bedürfnisorientierten Intervention. Diese umfasst die Anpassung von Umgebungs- oder Lebensbedingungen, um die Bedürfnisse und das Wohlbefinden der Menschen zu verbessern. Dies beginnt mit kleinen Handgriffen wie etwa der Dekoration der eigenen Wohnung, um diese wohnlicher und einladender zu gestalten. Auch die Umgestaltung des Arbeitsplatzes durch ergonomische Stühle kann dazu beitragen, das Sicherheits- und Wohlbefinden der Menschen zu erhöhen. Es geht tatsächlich darum, sich – simpel gesagt – wohlzufühlen. Die bedürfnisorientierte Intervention strebt danach, die äußeren Rahmenbedingungen so zu gestalten, dass sie den individuellen Bedürfnissen und Anforderungen gerecht werden. Denn wenn Sie sich in Ihrem alltäglichen Umfeld geborgen und heimisch fühlen, ist bereits ein solider Anker (Safe Space) im Prozess der Traumaarbeit gesetzt.

Finanzielle Bedürfnisse spielen ebenfalls eine wichtige Rolle im Rahmen der bedürfnisorientierten Intervention. Finanzielle Stabilität und Sicherheit sind grundlegende Bedürfnisse, die das Wohlbefinden und die Lebensqualität stark beeinflussen können. Die bedürfnisorientierte Intervention kann daher darauf abzielen, die finanzielle Situation der Menschen zu verbessern, indem sie Unterstützung bei der Jobsuche, finanzielle Beratung oder Zugang zu Ressourcen und Unterstützung bietet. Setzen Sie sich mit Ihrem Therapeuten zusammen und versuchen Sie, gezielt an Ihrer finanziellen Sicherheit zu arbeiten. Wenn Sie monetär abgesichert sind, haben Sie zwar noch immer mit der traumatischen Belastung zu tun, es kommt jedoch nicht noch eine zusätzliche mentale Belastung durch Existenzängste und finanzielle Nöte hinzu. Indem die finanziellen Bedürfnisse der Menschen erfüllt werden, kann ihre Lebensqualität und ihr psychisches Wohlbefinden grundsätzlich gesteigert werden.

Gesunder Egoismus: Auf sich selbst hören

Die Fähigkeit, die eigenen Bedürfnisse zu erkennen und danach zu handeln, ist entscheidend für das psychische Wohlbefinden und die persönliche Entwicklung, insbesondere im Kontext der Überwindung von Traumata. Oftmals können traumatische Erfahrungen dazu führen, dass Menschen ihre eigenen Bedürfnisse vernachlässigen oder ignorieren und sich stattdessen auf die Bedürfnisse anderer konzentrieren oder sich in ungesunden Verhaltensweisen verlieren. Um die Überwindung von Traumata und deren Folgen sowie die Förderung des eigenen Wohlbefindens zu unterstützen, ist es daher wichtig, die eigenen Bedürfnisse bewusst wahrzunehmen und ihnen angemessen zu begegnen. Vereinfacht gesagt: Lassen Sie bisweilen einen gesunden Egoismus walten, denken Sie an sich selbst und stellen Sie nicht das Wohlbefinden der anderen über Ihr eigenes, sofern diese beiden Bedürfnisse im Widerspruch stehen. Wenn Sie keine Energie haben, jemandem zu helfen, da Sie Ihre Ressourcen aktuell für sich benötigen, sagen Sie dem anderen ab und kümmern Sie sich zuerst um Ihre eigenen Belange. Kommunizieren Sie diese offen und ehrlich: „Ich kann das gerade nicht leisten, ich benötige all meine Kraft für mich."

An diesem Punkt werden die Übungen zur Selbstreflexion und Achtsamkeit erneut wichtig. Nehmen Sie sich bewusst Zeit, um in sich hineinzuhorchen und zu erkunden, was Sie wirklich brauchen und was Ihnen guttut. Haben Sie genügend Energie, um diese mit anderen zu teilen? Möchten Sie vielleicht sogar etwas teilen, weil Ihnen das Gefühl, zu helfen, eine positive Grundstimmung vermittelt? Oder empfinden Sie sämtliche emotionale Aktivität außerhalb der eigenen als Belastung? Nehmen Sie sich die Zeit für sich und Ihre Gefühle und handeln Sie bestenfalls nicht aus dem ersten Impuls heraus. Viele Menschen neigen dazu, erst einmal immer helfen und unterstützen zu wollen – eine grundlegend positive Eigenschaft. Geben Sie diesem Impuls jedoch nicht direkt nach und fragen Sie sich zunächst selbst: Habe ich Kapazitäten oder nicht? Es ist wichtig, zu verstehen, dass das Wahrnehmen und Erfüllen der eigenen Bedürfnisse keine Selbstsüchtigkeit ist, kein Egoismus im negativen Sinne des Wortes, sondern vielmehr ein wichtiger Beitrag zur eigenen Gesundheit und zum eigenen Wohlbefinden.

Eine weitere Möglichkeit, die eigenen Bedürfnisse zu erkennen, ist die Beobachtung von körperlichen und emotionalen Signalen. Achten Sie darauf, wie sich Ihr Körper anfühlt und welche Emotionen Sie empfinden, wenn Sie bestimmte Aktivitäten ausführen oder in bestimmten Situationen sind. Diese Signale können Ihnen Hinweise darauf geben, was Ihnen guttut und was nicht, und helfen Ihnen dabei, Ihre eigenen Bedürfnisse besser zu verstehen und zu erkennen. Oftmals reagiert auch der Körper auf die psychische Belastung. Symptome wie Zittern, Herzrasen oder ähnliche Reaktionen sind meist psychisch bedingt, äußern sich aber in Form körperlicher (Über-) Reaktion.

Um dann auch entsprechend seinen eigenen Bedürfnissen zu handeln, ist es wichtig, sich selbst zu priorisieren und die gleiche Fürsorge und Aufmerksamkeit zukommen zu lassen, die man auch anderen Menschen entgegenbringen würde. Das bedeutet, sich bewusst Zeit für Selbstfürsorge und Selbstmitgefühl zu nehmen und sich selbst zu erlauben, für sich selbst zu sorgen, ohne sich dabei schuldig zu fühlen oder sich selbst zu vernachlässigen.

Eine Möglichkeit, die eigenen Bedürfnisse zu erfüllen, ist es, klare Grenzen zu setzen und sich selbst zu respektieren. Lernen Sie, *„Nein“* zu sagen, wenn Sie sich überfordert oder überwältigt fühlen, und setzen Sie Grenzen, um Ihre eigenen Bedürfnisse zu schützen. Dies kann bedeuten, dass Sie sich Zeit für sich selbst nehmen, wenn Sie Ruhe und Entspannung brauchen, oder dass Sie sich von belastenden Beziehungen oder Situationen distanzieren, die Ihnen nicht guttun. Es ist auch wichtig, sich bewusst Zeit für Aktivitäten zu nehmen, die Ihnen Freude bereiten und Sie erfüllen, wie zum Beispiel Hobbys, kreative Tätigkeiten oder soziale Interaktionen mit Menschen, die Ihnen nahestehen. Indem Sie sich bewusst Zeit für diese Aktivitäten nehmen und sich erlauben, Freude und Erfüllung zu erleben, können Sie Ihre eigenen Bedürfnisse besser erfüllen und Ihr psychisches Wohlbefinden verbessern.

Schließlich ist es wichtig, zu betonen, dass die Überwindung von Traumata und die Förderung des eigenen Wohlbefindens einen kontinuierlichen Prozess darstellen, der Zeit, Geduld und Selbstmitgefühl erfordert. Seien Sie geduldig mit sich selbst und erlauben Sie sich, Fehler zu machen und aus ihnen zu lernen. Indem Sie sich bewusst Zeit für Selbstfürsorge und Selbstmitgefühl nehmen und Ihre eigenen Bedürfnisse ernst nehmen, können Sie dazu beitragen, Ihr psychisches Wohlbefinden zu verbessern und ein erfülltes Leben zu führen.

Hintergrund: Die Bedürfnispyramide nach Maslow

Wie aber schafft man es, die eigenen Bedürfnisse zu erkennen? Was einfach klingt, ist bei genauerer Betrachtung überaus kompliziert, zumindest, wenn es sich nicht um *Grundbedürfnisse* handelt. Der US-amerikanische Psychologe Abraham Maslow (1908–1970) unterschied in seinem noch heute häufig zitierten Modell der Bedürfnishierarchie fünf verschiedene Stufen von menschlichen Bedürfnissen, die er als Pyramide anordnete:

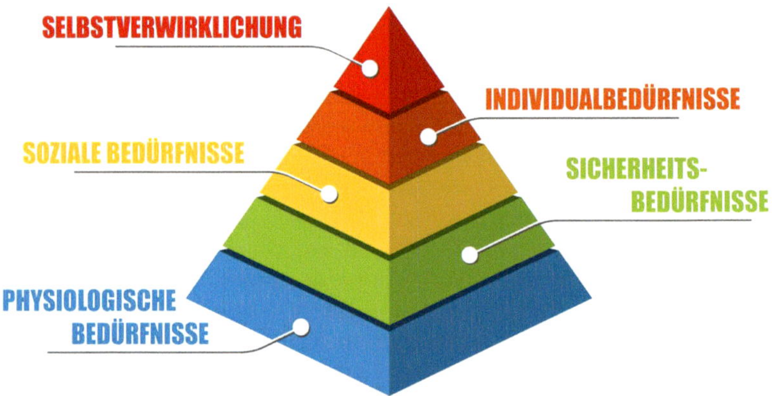

Biografie:

Abraham Maslow wurde im Jahr 1908 in New York als Sohn jüdischer Einwanderer aus Osteuropa geboren. Aufgrund des Fremdheitsgefühls in der amerikanischen Gesellschaft wuchs Abraham isoliert auf und verbrachte mehr Zeit mit Lesen als mit anderen Kindern. Nach erfolgreichem Schulabschluss begann er ein Studium der Psychologie in Wisconsin, an der dortigen Universität promovierte er im Jahr 1934 und erhielt im Anschluss eine Professur in seiner Geburtsstadt New York. 1951 wechselte er die Universität und lehrte fortan in Boston. Seit Beginn seiner psychologischen Forschung beschäftigte sich Maslow intensiv mit dem Konzept der Identität – auch geprägt durch die eigene Identitätskrise als Einwandererkind. Erfahrungen und Bedürfnisse der Individuen stehen in seiner Psychologie an erster Stelle. Aufgrund seiner Fokussierung auf den Mensch, sein Empfinden und seine Motivationen wird seine Lehre auch als Humanistische Psychologie bezeichnet. Aus diesem Ansatz entstand unter anderem die Bedürfnispyramide, die als psychologisches Grundmodell bis heute vielfach zitiert wird. 1967 wurde er dafür sogar als „Humanist des Jahres" geehrt. Drei Jahre später starb Abraham Maslow an einem Herzinfarkt. Er hinterließ eine positive, menschenorientierte Psychologie, die über seinen Tod hinaus wirkt.

Auf der untersten Stufe der Pyramide, also sozusagen auf dem Fundament, stehen die Grundbedürfnisse, auch physiologische Bedürfnisse genannt. Kurz gesagt wird hier alles subsumiert, was zum Leben notwendig ist: Atmung, Essen und Trinken, Schlaf, Fortpflanzung.

Sind diese befriedigt, ergibt sich eine zweite Stufe, nämlich das Sicherheitsbedürfnis. Der Mensch will nun neben dem reinen Überleben auch eine gewisse Sicherheit haben, das umfasst einerseits einen geschützten Raum, zum Beispiel eine abschließbare Wohnung, andererseits aber auch materielle Sicherheit, also finanzielle Grundsicherung, eine gut bezahlte Arbeit etc.

Sind diese Bedürfnisse ebenfalls gesichert, was auf die meisten Menschen in den modernen Industriestaaten zutrifft, entstehen soziale Bedürfnisse. Der Mensch will nun zu einer bestimmten Gruppe gehören, er sucht den Kontakt zu anderen Menschen und strebt nach Freundschaften, partnerschaftlichen Beziehungen und sozialem Austausch mit anderen. Auch das Bedürfnis nach Liebe und Zärtlichkeit fällt in diese Kategorie.

Die vierte Stufe ist schließlich die der sogenannten Individualbedürfnisse, diese sind abhängig vom jeweiligen Individuum und seinem Selbstbild: sportlicher Erfolg, beruflicher Erfolg, materieller Wohlstand sowie individuelle Freiheit zählen zu dieser Kategorie. Auf der fünften und letzten Stufe befindet sich die Selbstverwirklichung. Sind alle anderen Bedürfnisse erfüllt, will der Mensch sein persönliches Potenzial frei entfalten. Er will als Mensch mit seinen Fähigkeiten anerkannt werden und das Beste aus seinem Leben machen. Wie immer in Maslows Modell gilt: Erst wenn die Bedürfnisse der unteren Ebene erfüllt sind, kommen die der nächsthöheren Ebene überhaupt auf. Jemand, dessen Grundbedürfnisse nicht befriedigt werden können, kann sich noch nicht mit Fragen der Sicherheit beschäftigen; jemand, dessen soziales Bedürfnis unbefriedigt bleibt, wird erst dieses befriedigen, bevor er sich mit Individualbedürfnissen auseinandersetzt.

Je höher wir die Pyramide erklimmen, desto schwieriger wird es, die exakten Bedürfnisse zu definieren. Dass wir Hunger haben, frieren oder zur Toilette müssen, spüren wir intuitiv und wir wissen auch sofort, wie dieses jeweilige Grundbedürfnis zu befriedigen ist, doch was ein guter Job für uns bedeutet – materieller Wohlstand, individuelle Freiheit/Flexibilität oder eine Mischung aus beidem – ist uns selbst nicht immer bewusst.

Wir haben nun die Methode der lösungsorientierten Intervention sowie einige praxisnahe Anwendungsübungen kennengelernt. Nehmen Sie sich die Zeit, sich mit Ihren Bedürfnissen und Emotionen auseinanderzusetzen. Sie brauchen keine Angst zu haben, auch wenn die tiefgreifende Auseinandersetzung mit den eigenen Emotionen durchaus aufwühlend sein kann. Lassen Sie es daher langsam und mit der nötigen Ruhe angehen, aber schieben Sie die Traumaarbeit nicht auf. Die lösungsorientierte Intervention hilft Ihnen dabei, Ihre Gefühle und Gedanken zu ordnen und durch eine intensive Auseinandersetzung mit sich selbst Fortschritte in der Traumaarbeit zu erzielen.

Den Heilungsprozess aktiv unterstützen

„Wer nicht im Augenblick hilft,
scheint mir nie zu helfen."
(Johann Wolfgang von Goethe)

Wir haben bereits festgestellt, dass es bei den Folgen eines Traumas oftmals zwingend notwendig ist, professionelle Hilfe in Anspruch zu nehmen, des Weiteren haben wir einige therapeutische Ansätze kennengelernt. In diesem Kapitel kommen wir noch einmal auf den Eigenanteil zurück, also das, was Sie selbst leisten können, um den Prozess der Traumaarbeit Ihrerseits aktiv zu unterstützen. Der Therapeut setzt die Grundsteine Ihres Heilungsprozesses; er bildet sozusagen das Fundament, ohne das ein Haus nicht stehen kann. Sie können jedoch weiterhin auf diesem Fundament aufbauen und den Heilungsprozess aktiv unterstützen.

Resilienz: Die eigene Widerstandsfähigkeit stärken

Ein Trauma zu erleben, sei es durch einen Unfall, Verlust eines geliebten Menschen oder eine andere schwere Lebenssituation, kann das Leben auf den Kopf stellen und das emotionale Gleichgewicht erschüttern. Doch auch wenn die Auswirkungen eines Traumas zunächst überwältigend erscheinen mögen, gibt es Hoffnung und Wege zur Wiederherstellung des inneren Gleichgewichts. Die Resilienz, die Fähigkeit, sich von Rückschlägen zu erholen und gestärkt daraus hervorzugehen, kann uns dabei unterstützen, auch nach schweren Zeiten wieder Hoffnung, Zuversicht und Lebensfreude zu finden.

Was ist Resilienz und warum ist sie wichtig?

Der Begriff der Resilienz stammt ursprünglich aus der Biologie und beschreibt die Fähigkeit, sich an schwierige Lebensumstände anzupassen, Krisen zu bewältigen und gestärkt aus ihnen hervorzugehen. Seit Darwin wissen wir, dass derjenige, der sich am besten an die äußeren Umstände anpassen kann, am ehesten überlebt. Im übertragenen Sinne kann man diese Erkenntnis auf die mentale Gesundheit anwenden: Wer es am besten schafft, sich an den Umstand anzupassen (mit ihm zu leben), und erkennt, dass eine traumatische Belastung vorliegt und ein angemessener Umgang mit ihr gefunden werden muss, wird es leichter haben, mit den Folgen des Traumas umzugehen und zu einem Zustand emotionaler Stabilität zurückzukehren. Menschen, die resilient sind, sind in der Lage, auch nach schweren Schicksalsschlägen wieder aufzustehen und ihr Leben trotz des Erlebten aktiv zu gestalten. Sie verfügen über eine innere Stärke und ein positives Selbstbild, das es ihnen ermöglicht, auch nach einem traumatischen Ereignis nach vorne zu schauen und Lösungen für ihre Probleme zu finden.

Übung:

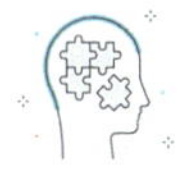

Das tägliche Ziel

Resilienz können Sie durch Übungen stärken. Nicht jeder Mensch ist von Haus aus gleich resilient, manche können sich besser, andere schlechter an veränderte Situationen und vor allem an emotionalen Belastungsdruck anpassen. Um Resilienz aufzubauen, ist es wichtig, nach vorne zu blicken und positive Dinge zu sehen, die im Leben trotz des Traumas und dessen Folgen immer noch vorhanden sind. Tendenziell sollten Sie also eher (positiv) in die Zukunft schauen als in die Vergangenheit. Eine Übung, die helfen kann, genau diesen Blick zu schärfen ist „Das tägliche Ziel". Bei dieser Übung legen Sie jeden Morgen, direkt nach dem Aufstehen, ein Ziel für den folgenden Tag fest. Denken Sie dabei allerdings nicht an die klassische To-do-Liste im Sinne von „Aufräumen, Einkaufen, Wäsche waschen", diese Listen stressen meist noch mehr. Es geht vielmehr darum, etwas Positives zu formulieren, einen Anreiz zu setzen, der dem kommenden Tag einen Sinn verleiht.

Ein Ziel kann z. B. sein, einmal herzlich zu lachen, einen Moment des Genusses zu erleben oder eine Aufgabe zu erledigen, die man seit langer Zeit vor sich herschiebt. Mit einem derartigen Ziel wissen Sie, warum Sie in den Tag starten, und der vormals noch als belastend empfundene Alltag wird plötzlich mit einem tieferen Sinn aufgeladen, für den es sich lohnt, aus dem Haus zu gehen. Achten Sie bei der Formulierung des täglichen Ziels darauf, positiv zu formulieren – also nicht „Ich will traurige Situationen vermeiden", sondern: „Ich will glückliche Situationen erleben." Inhaltlich kommt dies zwar auf das Gleiche hinaus, doch auch die Sprache verfestigt sich in unseren Köpfen. Negationen werden auch als negativ wahrgenommen, daher sollten Sie versuchen, stets positiv zu formulieren. Auch sollten Sie Ihr Ziel aktiv formulieren – nicht „Es soll mir etwas Schönes widerfahren", sondern: „Ich möchte etwas Schönes erleben."

Die Stärkung der Resilienz ist besonders wichtig für Menschen, die ein Trauma erlebt haben. Traumatische Ereignisse können das Vertrauen in sich selbst und in die Welt erschüttern und das Gefühl der Kontrolle über das eigene Leben beeinträchtigen. Durch die Entwicklung von Resilienz können Betroffene lernen, mit den emotionalen Herausforderungen des Traumas umzugehen und Schritt für Schritt wieder Vertrauen in sich selbst und in ihre Fähigkeit zur Bewältigung von Schwierigkeiten aufzubauen.

Strategien zur Stärkung emotionaler Widerstandsfähigkeit

Achtsamkeit und Selbstfürsorge

Nehmen Sie sich bewusst Zeit für sich selbst und achten Sie auf Ihre Bedürfnisse. Pflegen Sie gesunde Gewohnheiten wie ausgewogene Ernährung, ausreichend Bewegung und genügend Schlaf. Achten Sie auch auf Ihre emotionalen Bedürfnisse und gönnen Sie sich regelmäßig Momente der Entspannung und des Ausgleichs.

Wir werden zu einem späteren Zeitpunkt noch einmal dezidiert auf das Thema Achtsamkeit und entsprechende Übungen eingehen. An dieser Stelle sei aber schon einmal gesagt, dass es ungemein wichtig ist, dass Sie auch auf sich selbst achten und Ihren eigenen Bedürfnissen genügend Raum zur Entfaltung geben. Leider ist oftmals auch Selbsthass oder ein negatives Selbstbild mit traumatischen Erfahrungen verbunden, insbesondere bei Gewalterfahrungen oder Missbrauch ist dieses Phänomen häufig zu beobachten. Verfallen Sie nicht in negative Denkmuster und machen Sie sich nicht selbst für das verantwortlich, was andere Ihnen angetan haben! Versuchen Sie, ein gewisses Maß an Positivität zu bewahren, auch wenn es schwerfallen mag, und achten Sie dabei auf sich selbst und Ihre eigenen Bedürfnisse!

Auch fällt es uns oft schwer, die eigenen Bedürfnisse zu formulieren. Nicht immer wissen wir selbst, was uns in bestimmten Situationen wirklich guttut. Gehen Sie daher in sich und befragen Sie sich selbst: „Was brauche ich jetzt?“, „Worauf habe ich Lust, was möchte ich gerne machen?“ Wenn Sie sich konzentrieren und tatsächlich in sich hineinhören, werden Sie meist auch eine Antwort auf diese Fragen finden. Die folgende Übung hilft Ihnen zusätzlich dabei, sich für die eigenen Bedürfnisse zu sensibilisieren:

Übung:

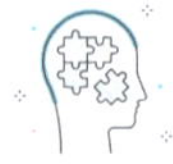

Die ideale Situation

Stellen Sie sich vor, Sie dürfen vollkommen frei wählen, was Sie nun tun möchten. Worauf hätten Sie am meisten Lust? Möchten Sie am liebsten mit einem Buch am Strand liegen und sich entspannen? Dies könnte unter Umständen schwierig werden, wenn Sie in einer deutschen Großstadt leben. Doch ein Buch lesen und sich entspannen können Sie auch ohne den Strand, z. B. auf dem Sofa. Also sollten Sie lieber das tun, als sich die Zeit anderweitig zu vertreiben oder gestresst durch die Innenstadt zu laufen. Würden Sie am liebsten mit Ihren Freunden zusammensitzen und einfach nur sprechen? Rufen Sie einen Ihrer Freunde an – vielleicht hat er Zeit und würde sich auf ein Treffen mit Ihnen freuen.

Bei der Übung „Die ideale Situation“ geht es darum, sich mithilfe eines Gedankenexperiments die ideale Situation vorzustellen, in der Sie sich am liebsten befinden würden. Evtl. lässt sich nicht jeder Wunsch vollständig erfüllen, doch zumindest können Sie sich in die richtige Richtung bewegen. Zudem lernen Sie etwas über sich und Ihre eigenen Bedürfnisse, wenn Sie diese Übung regelmäßig durchführen.

Anerkennung und Akzeptanz von Gefühlen (Akzeptanz und Commitment-Therapie)

Es ist wichtig, sich selbst zu erlauben, alle Gefühle zuzulassen, die das Trauma ausgelöst hat, sei es Trauer, Wut, Angst oder Verzweiflung. Wenn Sie Emotionen unterdrücken, potenzieren sie sich bloß und werden auf Dauer zu einer stärkeren Belastung, als wenn Sie ihnen einfach freien Lauf lassen. Verurteilen Sie sich nicht dafür, diese Gefühle zu haben, sondern nehmen Sie sie an und erkennen Sie sie als Teil des Heilungsprozesses an. Es gibt keinen Grund, sich für die eigene Gefühlswelt zu schämen. Insbesondere nach einem Trauma ist es zudem vollkommen normal, dass Ihre Emotionen aufgewühlt sind. Ein noch recht neuer, aber in den vergangenen Jahren oftmals zitierter Ansatz ist die sogenannte *Akzeptanz- und Commitmenttherapie* (ACT) nach dem amerikanischen Psychotherapeuten Steven C. Hayes. Die ACT geht in ihren Methoden und Erklärungsansätzen über die Auseinandersetzung mit der Selbstreflexion und -akzeptanz weit hinaus. Wenn Sie sich en détail in die Theorie einarbeiten möchten, ist zusätzlich zur Lektüre des hier vorliegenden Textes das Buch *„ACT leicht gemacht. Ein grundlegender Leitfaden für die Praxis der Akzeptanz- und Commitmenttheorie“* von Dr. Russ Harris sehr zu empfehlen. An dieser Stelle wird jedoch auf den Teil der ACT eingegangen, der sich explizit mit der Akzeptanz und dem Umgang mit negativen Gedanken, wie zum Beispiel dem Umgang mit Traumata, beschäftigt.

Biografie:

Steven C. Hayes (* 1948) ist ein US-amerikanischer Psychologe, Therapeut und derzeit Inhaber des Lehrstuhls für Psychologie an der University of Nevada. Er schloss 1974 sein Psychologiestudium an der West Virginia University mit einem Master ab und promovierte, nur drei Jahre später, an derselben Hochschule. Seine Forschungsschwerpunkte lagen zunächst auf Kognitionsanalysen. In diesem Zusammenhang entwickelte er die Bezugsrahmentheorie, eine psychologische Theorie zum Verständnis von Sprache und Interaktion in deren spezifischen Kontext (Warum und wie wird innerhalb einer sozialen Interaktion kommuniziert?). Darauf aufbauend entwickelte er die ACT, die noch einen Schritt weiter geht und nicht nur die offen stattfindende Interaktion, sondern auch die zugrundeliegenden Denkprozesse beleuchtet.

Hayes publizierte (Stand 2023) bisher 38 Monografien und über 550 Fachzeitschriftenartikel und gilt als einer der einflussreichsten Psychologen der vergangenen 50 Jahre.

Grundsätzlich geht die Theorie davon aus, dass negative Gedankenkreisläufe das Ergebnis unserer alltäglichen *Denkprozesse* sind. Derselbe Mechanismus, der uns erlaubt, Probleme zu lösen oder logische Zusammenhänge zu begreifen, beschert uns auf der anderen Seite negative Gedanken, wie zum Beispiel Flashbacks und das ständige Durchleben von Situationen aus unserer Vergangenheit. Dabei spielt es keine Rolle, ob die Gedanken zielführend, rational oder hilfreich sind. Insbesondere die Angst vor sozialen Begegnungen, die häufig nach einem durch Missbrauch verursachten traumatischen Ereignis auftritt, ist rational nicht begründbar – schließlich stellt nicht jeder Mensch eine potenzielle Bedrohung dar. Für denjenigen, der sie durchlebt, ist die Angst jedoch real, daher spielt es für die ACT erst einmal keine Rolle, ob sie rational begründet ist. Das folgende Beispiel veranschaulicht die Überlegungen:

Beispiel: Der unerwartete Tod eines nahen Angehörigen hat bei Ihnen eine traumatische Belastung ausgelöst. Sie selbst haben nun Angst vor dem Tod und vermuten, dass auch Sie unerwartet sterben werden, obwohl Sie gesund sind und auch ansonsten keine Anzeichen darauf hindeuten, dass Sie sich in Lebensgefahr befinden. Alles, was Sie an den Tod erinnert und mit ihm in Verbindung steht, ist für Sie belastend. Sie können nicht über einen Friedhof gehen, selbst ein Spaziergang vorbei am örtlichen Krankenhaus ist für Sie eine mentale Herausforderung. Medieninhalte, in denen es um Tod oder Krankheiten geht, können Sie nicht ertragen, sie lösen in Ihnen Zustände innerer Unruhe und Panik aus.

Die Angst kann deshalb gesund sein, weil sie uns davor schützt, uns in eine Situation zu begeben, die das Trauma reaktiviert. Sie spüren sozusagen instinktiv, dass Sie sich in einer Situation befinden, die Ihrer mentalen Gesundheit nicht zuträglich ist. Daher schalten Sie sofort den Fernseher aus, wenn es in einer Sendung gerade um den Tod oder um eine gefährliche Krankheit geht. Jedoch gehört der Tod zum Leben und Sie kommen nicht umhin, sich früher oder später mit dem Thema auseinanderzusetzen. Die Angst vor dem eigenen Tod ist zudem irrational. Wie geht es nun weiter, wie gehen Sie mit derartigen negativen Gedanken und Gefühlen um? Ziel der ACT ist es nun, Kontrolle über diese irrationalen Gedanken und Gefühle, also die psychologischen Prozesse, in Ihrem Gehirn zu erlangen. Es geht nicht darum, sämtliche Ängste und negativen Gedanken beiseitezuschieben. Man soll stattdessen lernen, mit diesen Gedanken zu leben und sich nicht zu sehr von ihnen leiten zu lassen. Schließlich gehört ein gewisses Maß an Leiden zur menschlichen Existenz, jeder Mensch leidet auf seine eigene Art und Weise. Man könnte auch sagen: *Leiden ist menschlich*. Die ACT möchte den Menschen allerdings dabei helfen, mit diesem Leid, sofern es psychischer Natur ist, umzugehen. Es geht nicht darum, Ihre Gedanken an sich zu ändern, vielmehr soll sich Ihre *Sichtweise auf diese Gedanken* verändern. Dazu bedarf es eines gewissen

Maßes an psychischer Flexibilität, also eines gesunden Umgangs mit Ihren Gefühlen, auch den belastenden. Sie sollten nicht versuchen, das Leid, die Angst, den Stress oder all die anderen schlechten Gedanken, die Sie umtreiben, vollständig zu kontrollieren; dies funktioniert meistens ohnehin nicht. Stattdessen sollten Sie sie *zulassen*. Lassen Sie sich allerdings nicht von ihnen kontrollieren, sondern versuchen Sie, eine gesunde Distanz zu Ihren Ängsten zu gewinnen. Lassen Sie Ihre Gedanken nicht überhand gewinnen. Es sind nur Gedanken, sie müssen nicht zwangsläufig Angst mit sich bringen. Überlegen Sie stattdessen, was Ihnen wirklich wichtig ist und ob das vorliegende Subjekt Ihrer Angst im Bereich Ihrer Kontrolle liegt oder nicht. Fragen Sie dazu:

- Kenne ich die Ursache meiner Angst? (im Falle eines Traumas können Sie die Ursache meist sehr konkret benennen)
- Kann ich diese kontrollieren / Habe ich Einfluss darauf? (vermutlich nur teilweise)
- Liegt die Angst im Bereich der kontrollierbaren oder der unkontrollierbaren Dinge? (Wenn z. B. Triggerpunkte bekannt sind, kann man etwas tun, um diese aktiv zu vermeiden. Angenommen, Sie haben eine Situation von Missbrauch oder Gewalt in einer Unterführung nahe dem Bahnhof erlebt: Sie können versuchen, dunkle Unterführungen zu meiden, um sich zu schützen und das Trauma nicht zu reaktivieren. Hat der Missbrauch allerdings in einem häuslichen Kontext stattgefunden, wirkt sich das Trauma in Form von Bindungsängsten aus, diese sind schwerer dauerhaft kontrollierbar; schließlich können wir nicht dauerhaft das Eingehen von sozialen Bindungen vermeiden.)

Mit der ACT lernen Sie, Ihre eigenen Gefühle zu akzeptieren. Diese Erkenntnis ist nicht nur in einem konkreten Fall von traumatischer Belastung überaus wertvoll, sondern sie kann Ihnen auch in ganz alltäglicheren Situationen helfen, wann immer schlechte Gefühle oder Gedanken in Ihnen aufkommen und drohen, Sie in einen Sog negativer Gedanken hineinzuziehen.

Soziale Unterstützung suchen

Suchen Sie den Kontakt zu vertrauenswürdigen Freunden, Familienmitgliedern oder professionellen Helfern, denen Sie sich öffnen können und die Sie unterstützen. Gemeinschaft und soziale Unterstützung sind entscheidende Faktoren für die Bewältigung von Traumata und die Stärkung der Resilienz. Gute Freunde sind für Sie da, zögern Sie daher nicht, sie anzusprechen, und haben Sie keine Angst davor, jemandem zur Last zu fallen. Sie kennen sicher den Spruch *„Geteiltes Leid ist halbes Leid“* – und so ist es in der Tat auch häufig. Nehmen Sie daher die Hilfe Ihres sozialen Umfelds in Anspruch. Gelegentlich muss man sich dazu zwingen, auf andere Menschen zuzugehen und die innersten Sorgen und Nöte mit ihnen zu teilen. Insbesondere bei Symptomen wie Vertrauensverlust oder Bindungsstörungen kann die mentale Hürde hierfür relativ hoch sein. Folgende Übung kann Ihnen dabei helfen, ein wenig befreiter auf andere zuzugehen.

Übung:

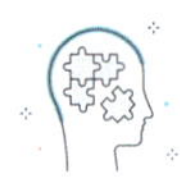

Gegenseitiges Sprechen über Gefühle

Wenn wir Freunde, Bekannte oder Kollegen treffen, fragen wir nicht selten direkt zur Begrüßung: „Wie geht's dir?" Die häufigsten Antworten sind vermutlich „Ganz in Ordnung" oder „Alles wie immer". Selten entsteht jedoch aus einem solchen Wortwechsel eine echte Konversation über Gefühle und deren Ursprung. Versuchen Sie, wenn Sie einem vertrauten Menschen begegnen, das Sprechen über Gefühle tatsächlich ernst zu nehmen. Bleiben Sie nicht bei Allgemeinphrasen stehen, sondern fragen Sie den anderen ernsthaft, wie es ihm geht. Hören Sie aufmerksam zu und beantworten Sie ihm ebenfalls ernsthaft, wie es Ihnen geht. Dadurch, dass Sie sich im Wechsel gegenseitig berichten, hat niemand von Ihnen den Eindruck, Rede und Antwort stehen zu müssen, sondern es entwickelt sich ein aktiver Dialog. Natürlich sollten Sie der Person vertrauen, mit der Sie über Ihre Empfindungen sprechen. Probieren Sie diese Übung einfach einmal aus.

Selbstreflexion und Perspektivenwechsel

Versuchen Sie, das Trauma aus verschiedenen Blickwinkeln zu betrachten und neue Perspektiven einzunehmen. Fragen Sie sich, was Sie aus der Erfahrung lernen können und welche positiven Veränderungen sie in Ihr Leben bringen kann. Wir haben bereits gelernt, dass Traumata, insbesondere, wenn sie angemessen behandelt werden, durchaus Potenziale in uns entfalten können. Versuchen Sie, sich diese Potenziale deutlich zu machen, vor allem in Situationen, in denen Sie sich bedeutungslos fühlen und Probleme mit Ihrem Selbstwertgefühl haben.

Selbstwirksamkeit stärken

Glauben Sie an Ihre Fähigkeit, Ihr Leben aktiv zu gestalten und Herausforderungen zu bewältigen. Setzen Sie sich realistische Ziele und arbeiten Sie Schritt für Schritt daran, sie zu erreichen. Denken Sie z. B. an die Übung „tägliches Ziel", die wir bereits kennengelernt haben. Sie können die dort formulierten Ziele auch aufeinander aufbauen und so Schritt für Schritt ein größeres Ziel verfolgen. Erfolgserlebnisse stärken das Selbstvertrauen und fördern die Resilienz. Wichtig ist bei Zielen vor allem, dass sie konkret formuliert sind, ansonsten sind sie von Wunschvorstellungen nicht zu unterscheiden – träumen kann jeder, sich konkrete Ziele setzen ist hingegen eine nicht zu unterschätzende Aufgabe. Klären Sie daher im Vorfeld die sogenannten W-Fragen.

- **Was?** – Was wollen Sie erreichen? Was ist Ihr Projekt? Wichtig dabei ist, dass Sie sich ein realistisches Ziel setzen, also eines, das praktisch umgesetzt werden kann, ansonsten ist Ihr Plan nicht mehr als ein Luftschloss. Wenn Sie sich also als Ziel setzen, irgendwann einmal zum Mond zu fliegen, werden Sie dieses höchstwahrscheinlich nie erreichen. Stellen Sie zudem sicher, dass das von Ihnen definierte Ziel auch zu Ihnen und Ihrer Persönlichkeit passt. Ansonsten könnten Sie die Motivation und die Stringenz bei der Umsetzung des Plans verlieren. Sie sollten also zu jedem Zeitpunkt fest hinter Ihrem Ziel stehen.
- **Wann?** – Setzen Sie sich einen festen Zeitpunkt, bis zu dem Sie das Ziel erreicht haben wollen. Es muss sich dabei nicht um ein exaktes Datum handeln, aber zumindest um einen grob definierten Zeitraum: nächsten Sommer, Ende 2024, bis zur Geburt meines Kindes, etc. Die genaue zeitliche Festlegung verhindert, dass Sie Ihr Ziel aus den Augen verlieren und die erforderlichen Schritte immer wieder nach hinten verschieben. Sie kennen dies sicher noch aus Ihrer Schulzeit oder vielleicht auch aus dem Arbeitskontext: Je länger eine Frist ist, desto eher neigt man dazu, zu trödeln und den Fokus zu verlieren. Setzen Sie sich also einen relativ konkreten Zeitplan und versuchen Sie bestmöglich, diesen einzuhalten.
- **Wie?** – Auch das Wie ist entscheidend, also die Art und Weise der Umsetzung. Legen Sie fest, wie Sie Ihr Projekt verwirklichen wollen, wenn Sie beispielsweise eine Reise zwecks mentaler Erholung planen, heißt es, die entsprechenden Transportmittel (Zug, Auto, Flugzeug) zu eruieren, Hotelzimmer zu buchen und sicherzustellen, dass Sie an dem Urlaubsort auch tatsächlich entspannen können. Wenn Sie sich von vorneherein über das Wie im Klaren sind, vermeiden Sie böse Überraschungen, wie etwa die Feststellung, dass Ihr Projekt auf dem Papier zwar wunderbar ausgesehen hat, Sie aber praktisch nicht die Kapazitäten, Materialien oder finanziellen Mittel dazu haben, es in die Tat umzusetzen. Außerdem nimmt Ihr Plan durch die genaue Definition konkretere Formen an und schafft somit eine höhere Verbindlichkeit.
- **Warum?** – Machen Sie sich bewusst, wozu Sie Ihr Ziel definieren. Dies können verschiedene Gründe sein, zum Beispiel, weil Sie Ihre mentale Gesundheit wiedererlangen wollen (das alleine ist schließlich bereits Grund genug) oder weil Sie Ziele verfolgen, die Sie bereits vor Ihrem traumatischen Erlebnis ins Auge gefasst haben, wie der Kinderwunsch, die Karriere oder sonstige Lebensziele. Der Grund, warum man etwas tut, ist essentiell für die Motivation. Auch hier heißt es, von der Pädagogik zu lernen. Wenn man Kindern den Sinn einer Arbeit oder eines Lerninhalts erklärt, sind diese motivierter und in der Regel auch produktiver, als wenn man bloß von ihnen verlangt, etwas zu tun, „weil es im Lehrplan steht". Behalten Sie das Ziel Ihres Projektes immer vor Augen, wenn Sie daran arbeiten.

Die Entwicklung von Selbstvertrauen und Selbstbewusstsein

Selbstvertrauen und Selbstbewusstsein sind zwei Attribute, die Menschen oft fehlen, wenn sie von Traumata und deren Folgen betroffen sind. Dabei gehören beide Eigenschaften zu einem mental gesunden Selbstbild – schließlich brauchen Sie im Alltag ein gewisses Vertrauen in Ihre Fähigkeiten, sowohl im beruflichen Kontext als auch familiär in Ihre Fähigkeiten als Familienoberhaupt / Ehepartner. Resilienz und mentale Stabilität erlangen Sie also dauerhaft nur dann, wenn Sie Ihr Selbstvertrauen wiedergewinnen.

- **Selbstannahme und Selbstmitgefühl:** Akzeptieren Sie sich selbst mit all Ihren Stärken und Schwächen und üben Sie Selbstmitgefühl, wenn Sie mit Schwierigkeiten konfrontiert sind. Seien Sie geduldig und liebevoll mit sich selbst und erlauben Sie sich, Fehler zu machen, denn sie sind Teil des Lernprozesses. Wir neigen häufig dazu, mit uns selbst kritischer zu sein als mit allen anderen. Während wir einem Arbeitskollegen eine kleine Unachtsamkeit im Rahmen der Projektarbeit jederzeit erlauben, sind wir mit uns selbst unnachgiebig. Prüfen Sie also, ob Ihre Selbstkritik gerechtfertigt ist oder ob Sie besser Milde mit sich selbst walten lassen sollten.
- **Selbstreflexion und Selbstkenntnis:** Nehmen Sie sich Zeit, um sich selbst besser kennenzulernen und Ihre Bedürfnisse, Werte und Ziele zu reflektieren. Übungen zur Selbstreflexion haben wir ja bereits kennengelernt. Führen Sie diese regelmäßig, bestenfalls täglich aus und identifizieren Sie auf diese Weise Ihre Stärken und Ressourcen. Nutzen Sie sie, um Ihre Ziele zu erreichen und Herausforderungen zu bewältigen.
- **Selbstbestimmung und Selbstwirksamkeit:** Übernehmen Sie Verantwortung für Ihr Leben und gestalten Sie es aktiv nach Ihren Vorstellungen. Glauben Sie an Ihre Fähigkeit, Ihr Leben verändern zu können, und setzen Sie sich realistische Ziele, um Ihre Träume zu verwirklichen. Hierfür sind die soeben angesprochenen konkreten Ziele wichtig. Sie können so in einen Flow geraten und sich schnell wieder in einem positiveren Licht betrachten. Haben Sie ein, zwei oder mehrere Ziele auf Ihrer Liste erreicht, steigt Ihr Selbstvertrauen automatisch, da Sie Ihre Erfolge spüren können.
- **Selbstbewusstsein und Selbstsicherheit:** Entwickeln Sie ein positives Selbstbild und Selbstvertrauen, indem Sie sich Ihrer Fähigkeiten und Erfolge immer deutlicher bewusst werden. Schämen Sie sich nicht, Ihre Erfolge auch herauszustellen. Genauso wie Selbstkritik in manchen Situationen angebracht ist, darf auch ein Lob der eigenen Leistungen erfolgen. Stehen Sie zu sich selbst und Ihren Überzeugungen und lassen Sie sich nicht von Selbstzweifeln oder negativen Bewertungen anderer beeinflussen. Die bereits von uns vorgestellten Methoden der ACT können Ihnen dabei behilflich sein.

- **Selbstentwicklung und Wachstum:** Sehen Sie Herausforderungen als Chancen für persönliches Wachstum und Entwicklung. Nutzen Sie jede Erfahrung, sei diese positiv oder negativ, als Möglichkeit, sich weiterzuentwickeln und Ihr volles Potenzial zu entfalten. Im ersten Moment fällt es natürlich schwer, den negativen Ereignissen, Gedanken und Gefühlen eine positive Wendung zu geben – doch versuchen Sie nach Möglichkeit, das positive Potenzial darin zu sehen.

Übung:

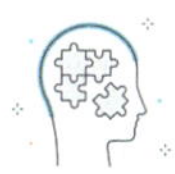

Selbstbewusstsein stärken

Um Ihr Selbstbewusstsein zu stärken, bedarf es oftmals keiner besonders komplizierten Techniken oder Tools. Simple alltägliche Übungen können Ihnen dabei helfen, selbstbewusster zu werden und entsprechend aufzutreten. Wenn Sie selbstbewusst auftreten, werden Sie schnell feststellen, dass Sie von anderen Menschen auch selbstbewusster wahrgenommen werden – Sie erhalten sozusagen ein selbstbewussteres Spiegelbild Ihrer selbst von anderen zurück. Beginnen Sie mit einem Brainstorming, bei dem Sie notieren, was Sie gut können. Wo sind Ihre Stärken? Was unterscheidet Sie (in positiver Hinsicht) von anderen, d. h., was können Sie z. B. besser als die anderen Menschen in Ihrem Umfeld? Dabei kann es sich um handwerkliche Fähigkeiten handeln, um sportliche Leistungsfähigkeit oder aber auch um die Gabe der Empathie. Wenn Sie etwa besser zuhören können als andere Menschen, ist auch das eine Eigenschaft, die Sie von anderen positiv abhebt. Im zweiten Schritt führen Sie das Brainstorming weiter. Nun soll es um Ihre Erfolge gehen. Welche Erfolge haben Sie (beruflich/familiär/privat) in letzter Zeit erzielt? Welche Ziele haben Sie erreicht und wie haben Sie das geschafft?

Durch das Sammeln positiver Eigenschaften und erreichter Ziele werden Sie schnell feststellen, dass Sie ein begabter und sicherlich auch in mancher Hinsicht sehr erfolgreicher Mensch sind. Es gibt also keinen Grund, sich kleiner zu reden, als man tatsächlich ist. Diese Erkenntnis stärkt Ihr Selbstbewusstsein enorm.

Insgesamt sind die Stärkung der Resilienz und die Entwicklung von Selbstvertrauen und Selbstbewusstsein ein kontinuierlicher Prozess, der Zeit, Geduld und Übung erfordert. Seien Sie geduldig mit sich selbst und nehmen Sie kleine Fortschritte als Erfolge wahr. Mit der Zeit werden Sie feststellen, dass Sie immer stärker und widerstandsfähiger werden und dass Sie Ihr Leben aktiv gestalten können, trotz der Herausforderungen, die Ihnen begegnen mögen.

Die Bedeutung von Selbstmitgefühl

Selbstmitgefühl ist die Fähigkeit, sich selbst in Momenten von Leiden und Schwierigkeiten Verständnis, Freundlichkeit und Güte entgegenzubringen. Es ist ein wichtiger Bestandteil der Resilienz und der emotionalen Heilung, da es uns hilft, uns selbst zu akzeptieren, zu trösten und zu stärken, auch wenn wir Fehler machen oder uns schwach fühlen. In schwierigen Zeiten neigen wir jedoch im Gegenteil oft dazu, uns selbst zu kritisieren und hart mit uns ins Gericht zu gehen. Doch anstatt sich selbst zu verurteilen, sollten Sie lernen, sich selbst mit Mitgefühl zu begegnen und liebevoll zu unterstützen.

Selbstmitgefühl als Schlüssel zur emotionalen Heilung

Selbstmitgefühl spielt eine entscheidende Rolle bei der Bewältigung von Traumata und emotionalen Herausforderungen. Indem wir uns Mitgefühl entgegenbringen, können wir uns von Selbstkritik und Selbstzweifeln lösen und ein Gefühl der Verbundenheit und Wärme zu uns selbst entwickeln. Selbstmitgefühl ermöglicht es uns, uns so anzunehmen, wie wir sind, mit all unseren Stärken und Schwächen, und uns selbst liebevoll zu unterstützen, wenn wir leiden oder uns unwohl fühlen.

Forschungen haben gezeigt, dass Selbstmitgefühl mit einer Vielzahl von positiven psychologischen und emotionalen Gesundheitsmerkmalen verbunden ist, darunter eine geringere Anfälligkeit für Depressionen, Angstzustände und Stress, eine höhere Lebenszufriedenheit und bessere zwischenmenschliche Beziehungen. Selbstmitgefühl fördert auch die Resilienz und die Fähigkeit, mit Herausforderungen und Rückschlägen umzugehen, indem es uns eine Quelle innerer Stärke und Sicherheit bietet, auf die wir in schwierigen Zeiten zurückgreifen können.

Übungen:

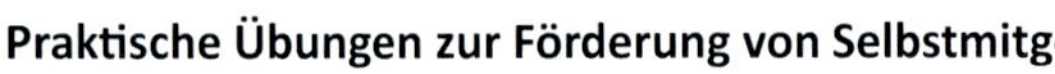

Praktische Übungen zur Förderung von Selbstmitgefühl

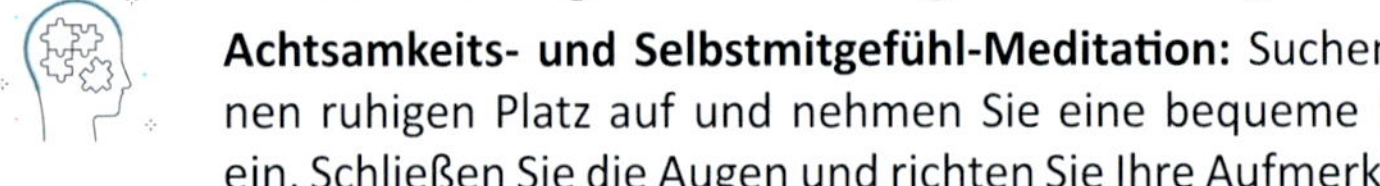

Achtsamkeits- und Selbstmitgefühl-Meditation: Suchen Sie einen ruhigen Platz auf und nehmen Sie eine bequeme Position ein. Schließen Sie die Augen und richten Sie Ihre Aufmerksamkeit auf Ihren Atem. Atmen Sie durch die Nase tief ein und aus und spüren Sie, wie sich Ihr Körper mit jedem Atemzug immer mehr entspannt. Stellen Sie sich dann vor, wie Sie sich selbst in den Armen halten, und sprechen Sie liebevoll folgende Sätze: „Möge ich glücklich sein. Möge ich sicher sein. Möge ich frei von Leiden sein.“ Wiederholen Sie diese Sätze mehrmals und spüren Sie die Wärme und Akzeptanz, die Sie sich selbst entgegenbringen.

Tagebuch schreiben: Führen Sie ein Tagebuch, in dem Sie Ihre Gedanken und Gefühle festhalten. Schreiben Sie über Ihre Erfahrungen, Herausforderungen und Fortschritte und reflektieren Sie darüber, wie Sie sich dabei fühlen. Achten Sie darauf, sich selbst mit Mitgefühl zu begegnen und sich auch in schwierigen Zeiten selbst zu ermutigen.

Liebevolle Selbstgespräche: Achten Sie auf Ihre inneren Dialoge und auch auf die Art, wie Sie mit sich selbst sprechen. Wenn Sie merken, dass Sie sich kritisieren oder verurteilen, versuchen Sie, diese Gedanken durch liebevolle und unterstützende Sätze zu ersetzen. Sagen Sie sich zum Beispiel: „Es ist in Ordnung, Fehler zu machen. Ich bin menschlich und lerne jeden Tag dazu."

Achtsame Selbstfürsorge: Gönnen Sie sich regelmäßig kleine Momente der Selbstfürsorge und des Selbstverwöhnens. Machen Sie etwas, das Ihnen Freude bereitet, sei es ein entspannendes Bad, ein Spaziergang in der Natur oder das Lesen eines guten Buches. Nehmen Sie sich bewusst Zeit für sich selbst und achten Sie auf Ihre Bedürfnisse.

Verbundenheit mit anderen: Erinnern Sie sich daran, dass Sie nicht allein sind und dass viele Menschen ähnliche Herausforderungen und Schwierigkeiten durchmachen. Suchen Sie den Kontakt zu Freunden, Familie oder Unterstützungsgruppen und teilen Sie Ihre Erfahrungen und Gefühle mit anderen. Gemeinschaft und Verbundenheit können eine Quelle des Trostes und der Unterstützung sein und Ihnen helfen, sich weniger isoliert und allein zu fühlen.

Indem Sie regelmäßig diese praktischen Übungen zur Förderung von Selbstmitgefühl in Ihren Alltag integrieren, können Sie Ihre Fähigkeit stärken, sich selbst liebevoll zu begegnen und Ihre emotionale Widerstandsfähigkeit auszubauen. Seien Sie geduldig mit sich selbst und nehmen Sie kleine Fortschritte als Erfolge wahr. Mit der Zeit werden Sie feststellen, dass Sie sich selbst zunehmend mit Mitgefühl und Freundlichkeit begegnen und eine tiefere Verbundenheit zu sich entwickeln.

Die Rolle von Beziehungen in der Heilung

In Zeiten von Traumata und emotionaler Not sind soziale Beziehungen von unschätzbarem Wert. Sie können eine wichtige Rolle bei der Bewältigung von Traumata spielen und den Prozess der Heilung unterstützen. Die unterstützende Kraft von Freunden, Familie und anderen nahestehenden Personen kann dabei helfen, das Gefühl der Isolation zu überwinden, emotionale Unterstützung zu erhalten und eine Atmosphäre des Verständnisses und der Akzeptanz zu schaffen.

Soziale Beziehungen bieten eine Quelle des Trostes und der Unterstützung, indem sie Betroffenen die Möglichkeit geben, ihre Gedanken und Gefühle zu teilen und sich verstanden und akzeptiert zu fühlen. Durch den Austausch von

Erfahrungen und Emotionen können traumatisierte Menschen lernen, mit ihren eigenen Gefühlen umzugehen und neue Perspektiven auf ihr Trauma zu gewinnen. Soziale Unterstützung kann auch dazu beitragen, das Selbstwertgefühl und das Vertrauen in die eigenen Fähigkeiten zu stärken, indem sie Betroffenen das Gefühl vermittelt, dass sie nicht allein sind und dass sie auf die Unterstützung anderer zählen können.

Es mag anderen Menschen mitunter schwerfallen, Ihre Situation nachzuvollziehen, denn komplexe Traumata werden von jedem Menschen anders empfunden. Jemand, der nie eine traumatische Situation erlebt hat, hat meist keine Vorstellung davon, wie Sie sich fühlen, und kann daher nur nach seinem eigenen Empfinden reagieren. Gerade deshalb ist es unerlässlich, dass Sie offen miteinander sprechen. Teilen Sie Ihre Gefühle mit anderen, sodass diese wiederum Ihnen eine emotionale Stütze sein können. Die Qualität der sozialen Unterstützung ist entscheidend für ihre Wirksamkeit bei der Bewältigung von Traumata. Eine unterstützende und einfühlsame Reaktion von Freunden und Familie kann Betroffenen dabei helfen, sich verstanden und akzeptiert zu fühlen und ihre Gefühle zu validieren. Gleichzeitig kann eine negative oder abweisende Reaktion jedoch das Gefühl der Isolation verstärken und den Heilungsprozess behindern. Es ist daher wichtig, dass nahestehende Personen sensibel auf die Bedürfnisse und Gefühle der Betroffenen reagieren und eine unterstützende und einfühlsame Atmosphäre schaffen.

Kommunikationsstrategien für traumabelastete Beziehungen

Kommunikation spielt eine entscheidende Rolle in traumabelasteten Beziehungen und trägt dazu bei, eine Atmosphäre des Verständnisses, der Akzeptanz und des Mitgefühls zu schaffen, denn das Sprechen hilft allen Betroffenen und wirkt unter Umständen wie eine Medizin. Sowohl Gespräche mit dem persönlichen Umfeld als auch unter professioneller Anleitung, sei es in einer Selbsthilfegruppe oder in einem Einzelgespräch mit einem Therapeuten, können Ihnen helfen, Ihre Gedanken zu sortieren und Ihnen Freiraum schaffen – Sie lassen die Gedanken heraus und stoppen so das Gedankenkarussell. Hier sind einige Kommunikationsstrategien, die Ihnen dabei helfen können, innerhalb von traumabelasteten Beziehungen konstruktiv zu kommunizieren und die Bindung zu stärken:

- **Zuhören und Verständnis zeigen:** Nehmen Sie sich wechselseitig Zeit, um sich gegenseitig zuzuhören und Ihre Gedanken und Gefühle jeweils ernst zu nehmen. Zeigen Sie Verständnis für Ihre Erfahrungen und akzeptieren Sie Ihre Gefühle, ohne sie zu beurteilen oder zu kritisieren. Ein offener Dialog entsteht immer dann, wenn beide Seiten das Gefühl haben, sich offen äußern zu können. Erzählen Sie von Ihrer traumatischen Belastung und lassen Sie auch den Gesprächspartner von seinen Problemen, Ängsten oder Nöten erzählen.

- **Ehrlichkeit und Offenheit:** Sprechen Sie ehrlich und offen über Ihre eigenen Gedanken, Gefühle und Bedürfnisse. Teilen Sie Ihre Erfahrungen und Emotionen mit Ihrem Gesprächspartner und ermutigen Sie ihn/sie, dasselbe zu tun. Eine offene und ehrliche Gesprächsatmosphäre ist dafür entscheidend und am konstruktivsten für solche ernsten und intimen Gespräche.
- **Empathie und Mitgefühl:** Zeigen Sie Empathie und Mitgefühl für die Gefühle und Bedürfnisse Ihres Gesprächspartners. Versetzen Sie sich in seine Lage und versuchen Sie, die Welt aus seiner Perspektive zu sehen. Wir haben bereits einige Empathie-Übungen in diesem Buch kennengelernt. Wenn es Ihnen schwerfällt, sich in Ihr Gegenüber hineinzuversetzen und seine Gefühlswelt nachzuempfinden, sollten Sie diese Übungen ausführen. Es nützt sowohl Ihnen als auch Ihrem Umfeld.
- **Grenzen respektieren:** Respektieren Sie die Grenzen Ihres Gesprächspartners und geben Sie ihm die Möglichkeit, selbst zu entscheiden, wie viel und wie tief er über seine Emotionen, Empfindungen und Erfahrungen sprechen möchte. Manche Menschen können sich leichter öffnen und auch traumatische Erfahrungen problemlos mit anderen teilen, anderen hingegen fällt dies enorm schwer. Drängen Sie sie nicht dazu, sich zu öffnen, wenn sie nicht bereit dazu sind, und respektieren Sie jeweils die Privatsphäre des anderen. Grenzen können dabei auch situativ entstehen: „Heute geht es mir nicht so gut, heute möchte ich nicht über XY sprechen."
- **Gemeinsam Lösungen finden:** Arbeiten Sie gemeinsam an Lösungen für die Herausforderungen, die das Trauma mit sich bringt, und unterstützen Sie sich gegenseitig dabei, neue Wege zu finden, um mit den Folgen des Traumas umzugehen. Seien Sie geduldig und einfühlsam miteinander und geben Sie sich gegenseitig den Raum, den Sie brauchen, um zu heilen.

Exkurs:

Gewaltfreie Kommunikation

Sie alle kennen die Redewendung *„Der Ton macht die Musik"*. Sie besagt nichts anderes, als dass nicht nur das Gesagte selbst, sondern auch die Art, wie etwas gesagt wird, entscheidend für das Gelingen von Kommunikation ist. Gerade bei Gesprächen über sensible Themen, wie etwa eine traumatische Belastung, ist die Art und Weise der Kommunikation besonders wichtig. Signalisieren Sie Empathie. Der Sprechende sollte sich verstanden fühlen und auch ein Nachfragen darf nicht den Ton einer Befragung anschlagen, sondern sollte offenes Interesse signalisieren. Bei der gewaltfreien Kommunikation geht es vor allem um eine empathische Kommunikation auf Augenhöhe, die andere weder verletzt, beleidigt noch herabwürdigt. Gewaltfreie Kommunikation kann jeder erlernen, dazu sind folgende vier Schritte zu beachten:

1. Beobachtung und Beschreibung: Beschreiben Sie Ihrem Gesprächspartner die Situation, in der Sie sich befinden, und wie *Sie* sie wahrnehmen. In diesem Schritt werden keinerlei Wertungen oder Urteile vorgenommen, sondern lediglich die eigene Position wird beschrieben, zum Beispiel „Diese Situation ist unangenehm für mich" und nicht: „Die Situation ist unangenehm für mich, weil du dich so verhältst." Ihr Gesprächspartner soll sich in Ihre Gefühlswelt hineinversetzen können. Insbesondere wenn Ihr Partner keinerlei Erfahrungen mit traumatischen Situationen hat, kann es ihm schwerfallen, Ihre Emotionen oder vor allem auch die Triggerpunkte zu verstehen, die eine Emotion in Ihnen auslösen. Hier ist es wichtig, Ihrem Gegenüber Ihre Gefühlswelt erfahrbar zu machen.

2. Gefühle ausdrücken: Versuchen Sie im zweiten Schritt, Ihre Gefühle so präzise wie möglich auszudrücken. Beschreiben Sie Ihr Gefühl so, dass Ihr Gesprächspartner es nachvollziehen kann. Dieser Schritt geht über den zweiten Schritt hinaus. Anstatt „Diese Situation ist für mich unangenehm", erklären Sie: „Ich fühle mich eingeengt. Ich habe das Gefühl, nicht frei zu sein, und bin daher bedrückt und beklemmt." Im besten Fall können Sie die Ursache des Gefühls benennen: „Ich fühle mich eingeengt, weil ..." So werden Ihre Empfindungen transparent und Ihr Gesprächspartner kann die Folgewirkungen Ihres Traumas besser einschätzen.

3. Bedürfnisse ausformulieren: Um sicherzugehen, dass Ihr Partner Ihnen wirklich helfen kann, formulieren Sie Ihre Bedürfnisse so präzise wie möglich. Ihr Umfeld möchte Ihnen helfen und Sie können die Ihnen nahestehenden Menschen unterstützen, indem Sie konkrete Bitten an sie richten. Sie haben Ihrem Gegenüber bereits erklärt, wie Sie sich in der konkreten Situation fühlen und warum. Nun teilen Sie ihm mit, was sich ändern muss, um diese negativen Gefühle zu ändern. Was bedarf es dazu, was benötigen Sie im Moment? Seien Sie nicht zu fordernd („Ich will, dass du ... tust"), sondern formulieren Sie aus der eigenen Perspektive heraus: „Ich brauche / Ich benötige / Ich wünsche mir, dass ..."

4. Eine Bitte formulieren: Aus diesen Wünschen und Bedürfnissen, die Sie haben, folgt wiederum eine konkrete Bitte an Ihr Gegenüber: „Bitte tue dieses oder jenes für mich / Bitte ändere deinen Umgang mit dieser oder jener Situation, denn es belastet mich, wenn ..." Eine Bitte ist wie ein Appell, denn sie enthält eine Aufforderung, eine Handlungsanweisung, sie ist aber stets höflich formuliert und stellt keine Forderung. Die Bitte wird mit Bezug auf die vorausgegangenen Gefühle formuliert.

Indem Sie diese Kommunikationsstrategien in traumabelasteten Beziehungen anwenden, können Sie dazu beitragen, eine unterstützende und einfühlsame Atmosphäre zu schaffen, die den Heilungsprozess fördert. Seien Sie geduldig und liebevoll miteinander und geben Sie sich gegenseitig die Unterstützung und den Rückhalt, den Sie brauchen, um gemeinsam durch schwierige Zeiten zu gehen.

Gezielte Selbsthilfestrategien

„Weit ist der Weg vom Ohr zum Herzen,
aber noch weiter ist der Weg zu den helfenden Händen."
(Josephine Baker)

Wir haben bereits gelernt, dass professionelle Hilfe zur Bewältigung von Traumata im Regelfall unerlässlich ist. Manche Webseiten oder Ratgeber suggerieren, dass man einzig und allein durch Selbsthilfe sein Trauma bewältigen kann. Dies ist in der Form nicht richtig. Allerdings ist die Selbsthilfe ein elementarer Bestandteil der Traumabewältigung, denn selbst der beste Psychologe kann nicht rund um die Uhr für Sie da sein. Es wird immer Zeiten geben, in denen Sie mit sich und Ihren Gedanken alleine sind, und für diese Zeiten sollten Sie sich mit gezielten Selbsthilfestrategien wappnen.

Diese sind zudem nachhaltig und können über Jahre hinweg immer wieder ausgeführt werden, wohingegen die professionelle Betreuung nach einem traumatischen Erlebnis in der Regel zeitlich begrenzt ist; und sei es, weil Ihre Krankenkasse lediglich eine bestimmte Anzahl an Therapiestunden übernimmt. Daher geht es in diesem Kapitel um gezielte Maßnahmen zur Selbsthilfe. Wir werden uns verschiedene Achtsamkeits- und Meditationstechniken sowie körperliche und kreative Übungen erarbeiten. Seien Sie offen für diese verschiedenen Ansätze und lassen Sie sich darauf ein. Vielleicht entdecken Sie dabei Ihren persönlichen Schlüssel zur Selbsthilfe in einer Übung, die Sie alleine nie ausprobiert hätten.

Achtsamkeitstechniken zum besseren Umgang mit dem Trauma

Das Thema Achtsamkeit flog in der Öffentlichkeit lange unter dem Radar. Gefühle zu zeigen oder sich mit Gefühlen auseinanderzusetzen, galt lange als verpönt; lieber sollte man die Gefühle unterdrücken und mit sich selbst aushandeln. Zum Glück ist diese Ansicht heutzutage weit weniger verbreitet und immer mehr Menschen verstehen, wie wichtig (Selbst-) Achtsamkeit ist.

Auf sich selbst zu achten, bedeutet, die eigenen Gefühle ernst zu nehmen und die Hinweise zu verstehen, die einem Körper und Geist aussenden. Wenn Sie also bemerken, dass Ihr Körper Ihnen Warnsignale sendet, die eindeutig auf ein Trauma hindeuten (etwa durch Zittern, Schlaflosigkeit, erhöhte Herzfrequenz oder ähnliche Symptome), sollten Sie eine Pause einlegen und versuchen, sich zu entspannen. Sie werden sehen, dass sowohl Ihr Körper als auch Ihr Geist es Ihnen danken werden.

Selbstreflexion und Selbstachtsamkeit sind daher eminent wichtige Bestandteile eines gesunden Lebensstils, wobei die Gesundheit sich sowohl auf den physischen als auch auf den mentalen Zustand bezieht.

Auf der anderen Seite bedeutet Achtsamkeit auch, die Emotionen und Verhaltensweisen anderer Menschen richtig zu deuten und auf diese einzugehen. Auch für Ihr persönliches Umfeld kann das Trauma schließlich zur Belastung werden. Nahe Angehörige oder Freunde fühlen mit Ihnen mit, sie versuchen, Ihnen zu helfen, und fühlen sich selbst bisweilen hilflos dabei. Zudem mag es Menschen an Ihrer Seite trotz Ihrer engen Beziehung schwerfallen, Ihre Emotionen zu verstehen. Auch wenn Ihre Freunde und die Familie nur das Beste für Sie wollen, gehen sie Ihnen dabei unter Umständen eher auf die Nerven, anstatt Sie emotional zu unterstützen. Wenn Sie dies jedoch zum Ausdruck bringen, reagiert Ihr Umfeld gegebenenfalls irritiert und mit Unverständnis. Achtsamkeit umfasst also nicht nur, auf sich selbst zu achten, sondern auch auf die anderen. Obgleich Sie niemandem Rechenschaft für Ihre Emotionen schuldig sind, kann es überaus produktiv und hilfreich sein, auch die Menschen um Sie herum besser zu verstehen, denn nur so können diese den emotionalen Anker für Sie darstellen, den Sie für eine erfolgreiche Traumaarbeit benötigen.

Achtsamkeit im Alltag lernen

Achtsamkeit ist keine angeborene Eigenschaft, vielmehr kann sie durch tägliche Übungen erlangt und trainiert werden. Versuchen Sie, die folgenden Übungen in Ihren Alltag zu integrieren, um Ihr Bewusstsein für die eigenen Gefühle zu schärfen. Wenn Sie an einem Trauma leiden, bedeutet das schließlich immer auch eine emotionale Belastung. Mit einem Trauma umzugehen, besagt, die eigenen Emotionen so gut im Griff zu haben, dass sie einen nicht dauerhaft belasten. Mit der Zeit finden Sie heraus, welche Übungen Ihnen am meisten helfen.

- **Morgendliches Brainstorming**: Mit dieser Übung beginnen Sie den Tag bereits mit einer Selbstreflexion. Wenn Sie morgens aufwachen, gehen Ihnen meistens schon die ersten Gedanken durch den Kopf. Schreiben Sie diese auf, unabhängig davon, ob Ihnen die Gedanken im ersten Moment sinnvoll oder zielführend erscheinen oder nicht. Es handelt sich um eine freie, assoziative Form des Brainstormings. Am Ende haben Sie einen oder mehrere Zettel mit Ihren Gedanken – die sogenannten *Morgenseiten* – gefüllt. Sie werden sehen, dass Sie durch diese Entleerung Ihrer Gedanken bereits eine Menge über sich selbst lernen können, zum Beispiel, was Sie unmittelbar nach dem Aufstehen beschäftigt, also noch bevor Sie den Reizen Ihrer Umwelt, Ihres Arbeitsplatzes etc. ausgesetzt sind. Wenn Ihre Gedanken beispielsweise in Form von Flashbacks häufig um das traumatische Erlebnis kreisen, sollten Sie dies auch im Rahmen einer eventuellen Therapie ansprechen, schließlich handelt es sich dabei um ein eindeutiges Zeichen, dass das Trauma noch immer überaus präsent ist. Etablieren Sie das morgendliche Brainstorming und die Morgenseiten als eine Routine. Mehr als fünf bis zehn Minuten benötigen Sie hierzu meistens nicht.

• **Abendrituale etablieren**: Am Abend sollten Sie die oben erwähnten Reize des Tages verarbeiten. Dabei geraten viele Menschen ins Grübeln und es fällt ihnen schwer, das Erlebte zu sortieren und zu verarbeiten. Auch hierbei hilft es, die Gedanken aufzuschreiben, am besten machen Sie sich Notizen in Form eines Tagebuchs (*Journals*). Heben Sie dabei insbesondere die positiven Aspekte des vergangenen Tages hervor: Was lief gut? Welche positiven Erfahrungen haben Sie gemacht? Welche angenehmen sozialen Begegnungen haben Ihren Tag bereichert? Wofür sind Sie dankbar? etc. Mit dem *Journaling* stoppen Sie nicht nur das Grübeln, sondern sortieren auch Ihre Gedanken. Wenn Sie unmittelbar vor dem Zubettgehen in eine negative Gedankenspirale hineinkommen oder in Form von Flashbacks an das traumatische Erlebnis zurückdenken, erhöht sich die Wahrscheinlichkeit, dass Sie sich auch nachts in Form von Albträumen mit dem Trauma unbewusst auseinandersetzen. Wenn Sie jedoch mit geordneten Gedanken und aufgeräumten, positiveren Gefühlen schlafen gehen, werden Gedanken an Ihr Trauma im Idealfall ausgeblendet und die Wahrscheinlichkeit innerer Unruhe und traumabezogener Albträume sinkt.

• **Meditieren**: Meditieren hilft Ihnen nachweislich bei der Entspannung Ihres Körpers und Ihres Geistes. Sie können die entsprechenden Übungen sowohl morgens als auch abends durchführen, wenn Sie die Gelegenheit dazu haben, geht es sogar während kurzer Arbeitspausen im Büro. Im weiteren Verlauf dieses Buches vermitteln wir Ihnen hierzu verschiedene hilfreiche Meditationsübungen. Auf YouTube oder ähnlichen Plattformen finden Sie zahlreiche Tutorials und Schritt-für-Schritt-Anleitungen, die Ihnen die Meditation ebenfalls näherbringen. Probieren Sie es aus und Sie werden sehen, dass auch Sie schon bald entspannter sind. *Wichtig*: Sorgen Sie für möglichst viel Ruhe in Ihrer Umgebung. Auch wenn Sie kleine Kinder haben oder in einer unruhigen Großstadt wohnen, versuchen Sie, sich für die Meditation für einen kurzen Augenblick zurückzuziehen und größtmögliche Ruhe einkehren zu lassen.

• **Spaziergänge**: Auch Spaziergänge können ihre positive Wirkung entfalten, schließlich schätzten große Denker und Künstler wie Goethe, Schopenhauer oder Caspar David Friedrich das Spazierengehen in hohem Maße. Durch die Zufuhr von natürlichem Licht und Sauerstoff werden Geist und Körper angeregt, außerdem aktiviert das Laufen die Muskeln und den Bewegungsapparat, der insbesondere von Angestellten in Bürojobs meist viel zu wenig beansprucht wird. Gehen Sie beim Spazierengehen mit offenen Augen und Herzen durch die Welt und nehmen Sie alles um sich herum bewusst auf. In diesem Modus erfahren Sie Resonanz mit Ihrer Umwelt. Schweifen Sie beim

Spazierengehen unbesorgt mit Ihren Gedanken ab und geben Sie sich Ihren Eindrücken hin. Auf diese Weise können Sie von Ihrem Alltag abschalten und Ihren Körper und Geist herunterfahren. Suchen Sie dabei insbesondere Gegenden auf, die Sie in keiner Form an Ihre traumatischen Erlebnisse erinnern. Viele Menschen berichten, dass sie sich unwohl fühlen, wenn ihre Umgebung sie an die Umgebung erinnert, in der sie das traumatische Ereignis erlebt haben. Nehmen Sie stattdessen beim Spazierengehen bewusst Abstand von Ihrem Trauma.

- **Selbstgespräche**: Selbstgespräche können Ihnen dabei helfen, Ihre Emotionen auszusprechen. Viele Menschen neigen dazu, ihre negativen Gefühle wie Wut, Trauer oder Enttäuschung in sich hineinzufressen, sie möchten mit niemandem über ihre Empfindungen sprechen oder haben keinen Menschen, dem sie sich emotional anvertrauen möchten. Je länger Sie Ihre Gefühle jedoch unausgesprochen in sich arbeiten lassen, desto stärker potenzieren sie sich, was im Falle negativer Gefühle zu einer Beeinträchtigung Ihres Gemütszustands führen kann. Ein Trauma zu verarbeiten und offen anzusprechen, ist daher immer besser, als es unverarbeitet in sich zu tragen. Wenn Sie also mit niemandem aus Ihrem Umfeld sprechen wollen, dann sprechen Sie mit sich selbst. Dieses Gespräch muss nicht hörbar sein, Sie können auch stumm mit sich sprechen. Versuchen Sie dennoch, Ihre Gedanken bewusst so zu formulieren, als würden Sie mit jemandem sprechen – so, als müssten Sie Ihre Gefühle einem Freund erklären. Damit unterscheidet sich das Selbstgespräch vom inneren Monolog und vom Gedankenkarussell. Sprechen Sie also mit sich selbst und ordnen Sie so Ihre Gedanken und Gefühle.

Bei all diesen Übungen geht es in erster Linie darum, die eigenen Gefühle zu reflektieren und den Auswirkungen des Traumas aktiv entgegenzuwirken. Auch wenn Sie es in sich tragen, lassen Sie das Trauma so nicht über Ihr Leben und Ihre Empfindungen bestimmen. Im ersten Schritt ist es nicht unbedingt das Ziel, die Gefühle zu beeinflussen, zu ändern oder an negativen Gedanken oder Gefühlen zu arbeiten; erst einmal werden Emotionen und Empfindungen so zugelassen, wie sie sind. Erst wenn Sie Ihre Gefühle kennen, können Sie an ihnen arbeiten. Wichtig ist, wie im Übrigen bei der gesamten Arbeit an traumatischen Erlebnissen, nichts zu überstürzen und nicht den zweiten Schritt vor dem ersten zu gehen, um eine nachhaltige Traumaarbeit zu ermöglichen.

Die Reflexion der Gefühle und Emotionen kann morgens und abends stattfinden, wenn es Ihnen zeitlich möglich ist, können Sie aber jederzeit, auch während Ihres Alltags, derartige Reflexionen betreiben. Insbesondere, wenn negative Gefühle oder Erinnerungen an das Trauma in Ihnen geweckt werden, kann eine kurze Reflexion enorm hilfreich sein.

Praxistipp:
Hier kann ein Tagebuch mit täglichen Notizen überaus hilfreich sein. Lernen Sie die Achtsamkeitsregeln und versuchen Sie, Ihre eigenen Gefühle bewusster wahrzunehmen, indem Sie in Ihr Tagebuch notieren, wie es Ihnen geht, wie Sie sich fühlen und welche Umstände zu diesem Gefühl geführt haben. Also zum Beispiel: *„Heute geht es mir nicht gut. Ich fühle mich unsicher und nervös. Wahrscheinlich hängt das noch immer mit meinem traumatischen Erlebnis zusammen. In folgenden Situationen muss ich immer wieder an ... zurückdenken."* Mit dieser Notiz beschreiben Sie Ihr Gefühl und nennen zugleich die Ursache. Sie wissen nun also, wie Sie sich fühlen und *warum*. Versuchen Sie nun, das Gefühl bewusst zuzulassen, aber versuchen Sie gleichzeitig, sich zu beruhigen. Notieren Sie: *„Was hilft mir, um abzuschalten / um ruhiger zu werden? Wo kann ich mich entspannen?"* Folgende Atemübungen können Ihnen zum Beispiel dabei helfen, sich zu beruhigen. Es gibt zahlreiche Atemübungen, die Ihnen dabei helfen, die Herzfrequenz zu reduzieren und somit in einen körperlich entspannteren Zustand zu gelangen. Beispielhaft seien hier drei aufgeführt:

1. **Bauchatmung:** Die Bauchatmung ist eine natürliche Form der Atmung, bei dieser atmen Sie durch die Nase in den Bauch hinein ein. Legen Sie dabei Ihre Hand auf den Bauch und spüren Sie, wie sich die Bauchdecke anhebt. Anschließend atmen Sie kontrolliert wieder durch den Mund aus und fühlen, wie die Luft aus Ihrem Körper entweicht. Ziel dabei ist es, bewusster zu atmen und das Gefühl der Entspannung im Bauch zu spüren. Denn Stress oder emotional aufgewühlte Zustände schlagen häufig auf den Magen, sodass Sie gut daran tun, diesen zu entspannen.

2. **4-7-8-Atmung:** Hierbei handelt es sich um eine äußerst rhythmische Technik. Atmen Sie vier Sekunden tief ein, halten Sie die Luft anschließend sieben Sekunden lang in Ihrem Bauch (auch hierbei kann es hilfreich sein, die Hand auf den Bauch zu legen und die Atmung bewusst zu spüren) und atmen Sie dann acht Sekunden lang vollständig aus. Am besten wiederholen Sie diese Atemübung mindestens dreimal mit jeweils drei Sätzen. Sie werden sehen, dass durch diese Atemtechnik Ihr Puls sinkt. Wenn Sie also enorm gestresst oder aufgeregt sind, werden Sie nach Durchführung der 4-7-8-Atmung eine spürbare Entspannung wahrnehmen.

3. **Stoßatmung:** Diese Methode reduziert nicht nur Stress, sondern löst auch körperliche Verspannung. Setzen Sie sich hierzu aufrecht hin und platzieren Sie eine Hand auf dem Bauch, die andere auf dem Brustkorb. Atmen Sie fünf Sekunden lang ein und atmen Sie anschließend fünfmal stoßartig durch den Mund aus. Wenn Sie diese Übung fünfmal wiederholen, werden Sie sichtlich entspannter sein, denn auch Ihr Körper reagiert normalerweise sehr schnell auf mögliche Schockzustände.

Ansonsten treffen Sie sich mit Freunden oder gehen ins Kino, um ein wenig Ablenkung zu schaffen. Wenn Sie Ihre Gefühle zulassen und reflektieren, können Sie an Ihnen arbeiten. Wenn Sie sie unterdrücken, entsteht ein *Gefühlsstau*. Daher ist das Führen eines Gefühlstagebuchs ein Schritt in Richtung Achtsamkeit und damit auch zu einer aktiven Traumabewältigung.

Meditation als Weg zur Achtsamkeit

Meditation ist längst auch in unseren Breitengraden angekommen und wird vielerorts als äußerst hilfreiche Methode praktiziert, um die eigenen Emotionen zu stärken. Es gibt dabei zahlreiche Meditationsarten, die uns dabei helfen, unsere Achtsamkeit und innere Mitte zu festigen. Besonders hilfreich ist hierbei die sogenannte Achtsamkeitsmeditation.

Übung:

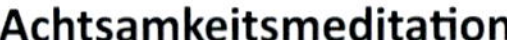

Achtsamkeitsmeditation

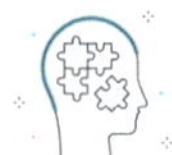

Nehmen Sie eine aufrechte Sitzhaltung ein und richten Sie Ihre Achtsamkeit auf Ihre Gefühle, Gedanken und Empfindungen. Beobachten Sie diese und erlauben Sie sich, zu erkennen, dass Sie in diesem Moment nicht mehr Ihre Gedanken sind, sondern Sie exponieren sich sozusagen und begeben sich in die Rolle des Beobachters. Sämtliche Gedanken und Gefühle sind Momentaufnahmen, das wird nun deutlich. Und es ist kein Problem, diese loszulassen.

Audiodatei 1
Meditation für mehr Achtsamkeit

Ursprünglich stammt die Achtsamkeitsmeditation aus den Lehren des Buddhismus. Probieren Sie auch diese Methode mehrfach, denn für sie braucht man ein wenig Erfahrung mit der Meditation. Sollte sie bei Ihnen wirken, werden Sie Ihre Gedanken und Gefühle wesentlich besser verstehen und mit großer Gelassenheit ertragen und akzeptieren können. Wenn Ihnen die Achtsamkeitsmeditation und das Beobachten der eigenen Gefühle aus der Vogelperspektive schwerfallen, können Sie zum Einstieg auch andere Meditationsformen ausprobieren – es gibt derart vielfältige Möglichkeiten, dass auch für Sie sicherlich etwas dabei ist.

Übungen:

Weitere Meditationstechniken

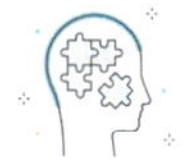

Atemmeditation: Dabei konzentrieren Sie sich auf Ihren Atem und atmen bewusst und geführt nach dem Schema: vier Sekunden durch die Nase einatmen, sechs Sekunden die Luft anhalten, acht Sekunden durch die Nase ausatmen. Diese Atemtechnik senkt in stressigen Situationen automatisch die Herzfrequenz und sorgt für innere Ruhe und Ausgeglichenheit. Körperliche Traumafolgen wie etwa der erhöhte Puls und die innere Unruhe können so abgemildert werden. Es gibt auch weitere Atem-Schemata, etwa die Quadratatmung (jeweils vier Sekunden durch die Nase einatmen, Luft anhalten, durch die Nase ausatmen, wieder Luft anhalten). Hier können Sie für sich herausfinden, welches Atem-Schema Ihnen am besten hilft, um Stress und negative Gedanken zu lösen.

Entspannungsmeditation: Setzen Sie sich in einer bequemen und aufrechten Haltung (gerader Rücken) auf den Boden und schließen Sie die Augen. Blenden Sie alle Geräusche um sich herum aus und konzentrieren Sie sich ganz auf sich selbst. Konzentrieren Sie sich auf Ihre Atmung und atmen Sie bewusst tief durch die Nase ein und aus. Spüren Sie, wie Ihr Körper den Sauerstoff aufnimmt und wieder abgibt. Sie sind ruhig und konzentriert.

Stellen Sie sich vor, Sie wandern über eine grüne Wiese in den Bergen. Dort gibt es Blumen, bunte Schmetterlinge und viel grünes Gras. Sie atmen den Duft der wilden Blumen und des noch leicht vom Morgentau befeuchteten Grases ein. Es ist ruhig, um Sie herum gibt es nur die Natur. Ihre Gedanken fokussieren sich auf diese herrliche Landschaft. Sie denken an nichts anderes mehr – es gibt keine Ablenkung, nur diesen Moment.

Sie laufen weiter durch das Gras und entdecken hinter einem kleinen Bergvorsprung einen See. Das Wasser plätschert vor sich hin. Es ist kühl und klar. Sie hören auf das Plätschern des Wassers. Atmen Sie weiter tief ein und aus und konzentrieren Sie sich nur auf sich und die Natur, die Sie umgibt. Laufen Sie in Gedanken um den See herum, über die Wiese und atmen Sie einfach weiter. Spüren Sie Ihre innere Mitte? Sie sind ganz bei sich. Es gibt keine negativen Gedanken, keine Ängste mehr. Alles ist gut, so wie es ist.

Sie öffnen die Augen und sind ausgeruht und entspannt wieder im Hier und Jetzt.

Dynamische Meditation: Dies ist die aktivste Form der Meditation. Lassen Sie Ihren Gefühlen einfach freien Lauf. Schreien Sie, weinen Sie, tanzen Sie, bewegen Sie sich; dies muss nicht geordnet stattfinden, wichtig ist nur, dass Sie Ihre Gefühle damit zum Ausdruck bringen. Die dynamische Meditation bezieht sich auf den Aspekt, den wir eingangs bereits besprochen haben, nämlich Emotionen und Gefühle zuzulassen und zu kontrollieren. Die dynamische Meditation kann dadurch äußerst befreiend wirken. Probieren Sie also zumindest einmal aus, ob diese Technik etwas für Sie ist.

Kreative Ausdrucksformen: Kunst, Schreiben, Musik

Auch das Ausleben von Kreativität und individuellen Ausdrucksformen kann bei der Traumabewältigung hilfreich sein. Wenn wir Gemälde, Musikstücke oder Filme betrachten, werden wir feststellen, dass die Werke, die uns berühren, häufig ein persönlicher Ausdruck des Künstlers oder der Künstlerin sind. Der Künstler verarbeitet die Welt anders, weil er mit ihr hadert, sich mit seiner eigenen Person oder seinem Umfeld uneins ist. Daher versucht er, die Welt musizierend, dichtend oder malend zu erschließen.

In einer ähnlichen Situation befinden Sie sich, wenn Sie ein Trauma verarbeiten müssen. Sie hadern mit den Ereignissen und müssen versuchen, Ihre starken Emotionen und Ihre innere Unruhe zu kanalisieren. Vielleicht haben auch Sie eine kreative Ader, die Sie bisher noch nicht kannten oder die Sie noch nicht ausgelebt haben. Versuchen Sie sich einmal in dieser Form der Verarbeitung Ihres Traumas. Diese Methode wird auch häufig in spezifischen Traumatherapien eingesetzt oder zumindest als Option ausprobiert. Offenheit kann niemals schaden, insbesondere in einer emotionalen Extremsituation können vollkommen neue Methoden zum Glücksgriff werden. Selbst, wenn Sie sich nicht als besonders kreativen Menschen beschreiben würden, spricht nichts dagegen, es einmal zu testen.

Es geht hierbei schließlich nicht um die künstlerische Qualität dessen, was Sie erschaffen. Wenn Sie beispielsweise ein Gedicht schreiben, geht es nicht darum, sich mit Goethe oder Rilke zu messen, sondern darum, dass Ihre inneren Empfindungen, Ihre Gefühle dabei zum Ausdruck kommen können, und auch beim Malen ist es wichtiger, Ihre Emotionen auf die Leinwand zu bringen, als der neue Picasso zu werden. Probieren Sie sich aus und vielleicht werden Sie bald feststellen, dass Ihnen eine der nun folgenden kreativen Ausdrucksformen bei der Traumabewältigung hilft.

Übungen:

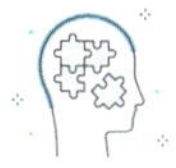

Kreative Traumabewältigung

1. Einen persönlichen Gegenstand erschaffen: Gefühle und Empfindungen sind etwas überaus Persönliches. So sehr es hilft, diese mit anderen Menschen zu teilen, so gut kann es aber auch bisweilen tun, sich alleine und nur für sich mit den eigenen Emotionen auseinanderzusetzen. In diesen Momenten gehen Sie in sich und hören tief in sich hinein: Wie fühle ich mich gerade? Welche Bedürfnisse habe ich und wie können diese befriedigt werden? Haben Sie beispielsweise das Bedürfnis nach Wärme und Nähe, möchten aber dennoch lieber allein sein? Dann können Sie sich einen persönlichen Gegenstand basteln, der diese Wärme ausstrahlt, ein kleines Kuscheltier etwa oder eine Wärmflasche, der Sie einen individuellen Bezug gestalten. Wann immer Sie dieses bestimmte Bedürfnis haben, holen Sie den eigens kreierten Gegenstand hervor. Auch für negative Emotionen können Sie einen solchen Gegenstand schaffen, etwa ein persönliches Schreikissen, in das Sie Wut, Ärger oder Angst hineinschreien können, oder eine Art Boxsack zur Ausleitung dieser Emotionen. Ihrer Fantasie sind keinerlei Grenzen gesetzt.

2. Emotionen rauslassen (Musik, Malerei): Wenn uns die Emotionen übermannen, müssen wir sie manchmal herauslassen, um sie verarbeiten zu können. Dies kann durch einen lauten Schrei, Weinen oder sogar Lachen geschehen. Die Emotionen brauchen ein Ventil. Dieses Ventil kann auch künstlerischer Natur sein, zum Beispiel werden hyperaktive Kinder und Jugendliche unter anderem mit Musiktherapie behandelt und lernen, ihre überschüssige Energie auf das Musikinstrument umzuleiten. Wenn Sie als Betroffener die Emotionen verspüren, lassen Sie diese lieber an einem Schlagzeug heraus, anstatt sie aufzustauen. Oder Sie nehmen eine Leinwand und zeichnen, malen, so schnell und assoziativ, wie Sie können. Sie bringen so die Emotionen, die aus Ihnen herausschießen, direkt auf die Leinwand.

3. Die Gedanken in Worte fassen (Schreiben): Ebenso wie ein Gespräch mit anderen kann auch das Aufschreiben von Emotionen ein guter Kanal sein. Wann immer Sie Ihre Gedanken in Worte fassen, setzen Sie sich aktiv mit ihnen auseinander. Wenn Sie zudem aktuell niemanden haben, dem Sie spontan Ihre Gedanken und Gefühle eröffnen können, haben Sie durch das Schreiben dennoch ein passendes Ventil gefunden, um ihnen Ausdruck zu verleihen. Notieren Sie alles so, wie Sie es empfinden. Sie sind an keine Form und keinen Stil gebunden. Am besten transportieren Sie Ihre Emotionen eins zu eins in den Text.

Sport und körperliche Aktivität als unterstützende Maßnahmen

Kommen wir an dieser Stelle noch einmal auf das Prinzip *gesunder Geist in gesundem Körper* zu sprechen. Wenn wir von negativen Gedanken, Erinnerungen und eventuellen traumabedingten körperlichen Symptomen belastet werden, neigen wir dazu, uns nach Entspannung und Ablenkung zu sehnen. Unter Entspannung verstehen viele allerdings fälschlicherweise eine Form der passiven Entspannung, bei der man vor dem Handy oder auf dem Sofa sitzt und sich von TV- oder Streaming-Inhalten berieseln lässt. Diese Form der Entspannung ist jedoch nicht nachhaltig, denn sie bietet den Mehrwert lediglich in dem Moment, in dem man sie praktiziert. Sobald Sie aufgestanden sind, ist das Gefühl verflogen und die negativen Gedankenspiralen und die Flashbacks holen Sie wieder ein.

Eine nachhaltige Methode zum aktiven Abschalten ist daher Sport. Sport kann entspannen und Energie freisetzen, zugleich ist der Effekt langanhaltend, denn der Körper – und dementsprechend auch der Geist – werden gesünder und leistungsfähiger, wenn sie regelmäßig trainiert werden. Im nächsten Schritt der Traumabewältigung bauen Sie also 30 Minuten Sport oder zumindest Bewegung in Ihren Alltag ein. Von Spazierengehen über Schwimmen und Laufen bis hin zu Liegestütze ist alles möglich. Im besten Fall variieren Sie dabei ein wenig, um den gesamten Bewegungsapparat zu mobilisieren. Je nachdem, wie intensiv Sie den Sport betreiben, kann auch durchaus ein Tag Pause zwischendurch angebracht sein. Leichte Bewegungsübungen können Sie aber tatsächlich täglich einbauen, selbst wenn es nur ein kurzes Dehnen der Muskulatur ist.

Übungen:

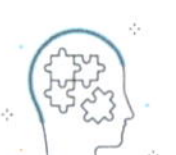

30-Minuten-Workout / Pilates

Um sportlich agil und fit zu bleiben, müssen Sie sich nicht zwangsweise im Fitnessstudio anmelden. Auch zu Hause können Sie effektive Fitness-Übungen durchführen. Beginnen Sie mit fünf Minuten Auflockern und Dehnen der Muskulatur. Gerade wenn Sie nicht regelmäßig Sport treiben, ist das Dehnen ungemein wichtig, um Muskelzerrungen vorzubeugen.

Anschließend beginnen Sie mit 15 bis 20 Minuten intensivem Workout. Dies könnte zum Beispiel so aussehen: Führen Sie 20 Kniebeugen durch, machen Sie eine kleine Pause zwischendurch, fahren Sie nun fort mit 20 Liegestützen (für Einsteiger sind auch Damenliegestütze in Ordnung), machen Sie wieder eine kleine Pause und beenden Sie den ersten Teil mit 20 Sit-ups.

Auch hier gilt: Übernehmen Sie sich nicht! Machen Sie so viel, wie Sie können. Für den Beginn kann es auch weniger sein, im Laufe der Zeit sollten Sie die Anzahl der Wiederholungen und die Intensität des Trainings aber steigern. Haben Sie Ihr Workout geschafft, bleiben Ihnen noch ein paar Minuten Zeit für *aktive Entspannung*. Lockern Sie die Muskeln, atmen Sie bewusst tief ein und aus oder verwenden Sie eine der bereits vorgestellten Atemtechniken, um den Puls zu senken. Sie werden sehen, dass Sie nach Ihrem Workout körperlich fitter und stabiler sind, was Ihrer mentalen Gesundheit ebenfalls zuträglich ist. Außerdem konzentrieren Sie sich während der Durchführung der sportlichen Übungen ausschließlich auf Ihre Aufgaben. Ihre Gedanken kreisen währenddessen nicht und Sie erhalten so eine wohltuende Ablenkung von eventuell belastenden Gedankenkreisläufen.

Pilates für Anfänger: 15–20 Minuten

	Graphik	**Übung**	**Ausgangsposition**	**Endposition**	**WH**
1		Das Abrollen (Roll Down)	Stand	Sitzen	3-mal
2	Siehe Seite 79	Bauch-Atmung	Schneidersitz	Schneidersitz	4-mal
3		Das Aufrollen I (Roll Over I)	Langsitz	Rückenlage	3-mal
4		Kreisen des Beckens (Pelvic Clock)	Rückenlage	Rückenlage	5-mal
5		Kreise mit einem Bein (Single Leg Circles) – Rechts	Rückenlage	Rückenlage	4-mal Rechts
6		Das Buch öffnen (Book Openings) – Rechts	Seitenlage Rechts	Seitenlage Rechts	6-mal Rechts

7		Der Schwan (Swan)	Bauchlage	Bauch-lage	4-mal
8		Das Buch öffnen (Book Openings) – Links	Seitenlage Rechts	Seiten-lage Links	6-mal Links
9		Kreise mit einem Bein (Single Leg Circles) – Links	Rücken-lage	Rücken-lage	4-mal Links
10		Sinkende Schultern (Shoul-der Drops)	Rücken-lage	Rücken-lage	10-mal
11		Die Brücke I (Bridge I)	Rücken-lage	Rücken-lage	3-mal
12		Die Ruheposition in Rückenlage	Rücken-lage	Rücken-lage	1–2 Mi-nuten

Pilates für Fortgeschrittene 30–40 Minuten

	Graphik	**Übung**	**Aus-gangs-position**	**Endpo-sition**	**WH**
1		Stoßatmung	Schnei-dersitz	Schnei-dersitz	6-mal
2		Die Rotation in der Wirbelsäule (Spine Twist)	Schnei-dersitz	Schnei-dersitz	6-mal auf je-der Seite

3	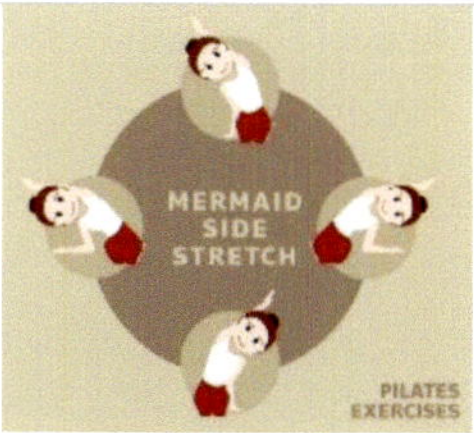	Die Meerjungfrau I (Mermaid I)	Schneidersitz	Schneidersitz	3-mal auf jeder Seite
4	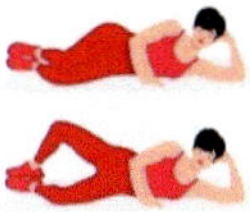	Die Muschel (Clam) – Rechts	Seitenlage Rechts	Seitenlage Rechts	10-mal Rechts
5	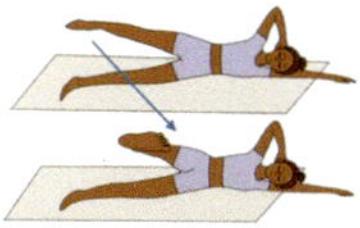	Der Tritt auf der Seite I (Side Kick I) – Rechts	Seitenlage Rechts	Seitenlage Rechts	4-mal Rechts
6	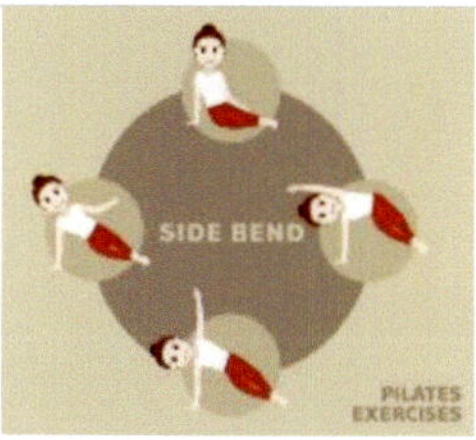	Die seitliche Dehnung (Side Bend) – Rechts	Seitenlage Rechts	Seitenlage Rechts	3-mal Rechts
7	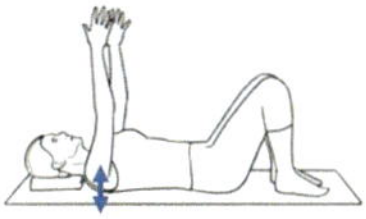	Sinkende Schultern (Shoulder Drops)	Rückenlage	Rückenlage	6-mal
8	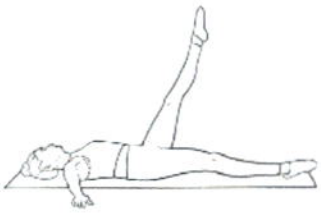	Der große Schlag (Grand Battement)	Rückenlage	Rückenlage	8-mal auf jeder Seite
9	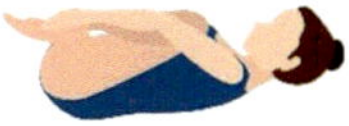	Ruheposition in Rückenlage	Rückenlage	Rückenlage	30 Sekunden bis 1 Minute

10	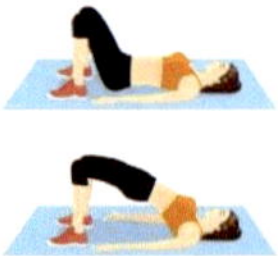	Die Brücke I (Bridge I)	Rücken-lage	Rücken-lage	3-mal
11	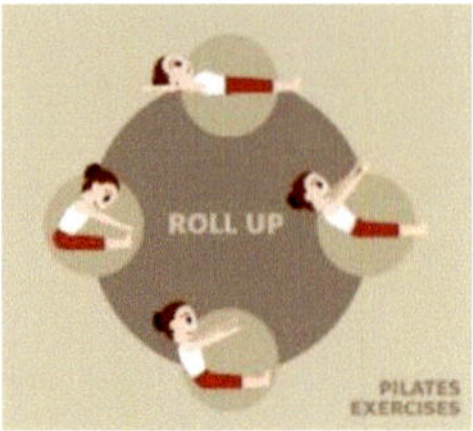	Das Hochrollen (Roll Up)	Rücken-lage	Langsitz	2-mal
12	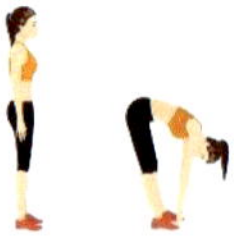	Das Abrollen (Roll Down)	Sitzen	Stand	2-mal
13	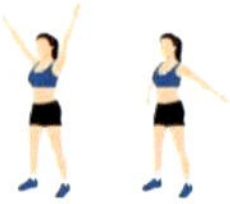	Armkreise (Arm Circles)	Stand	Stand	5-mal
14	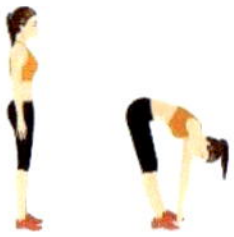	Das Abrollen (Roll Down)	Stand	Sitzen	2-mal
15	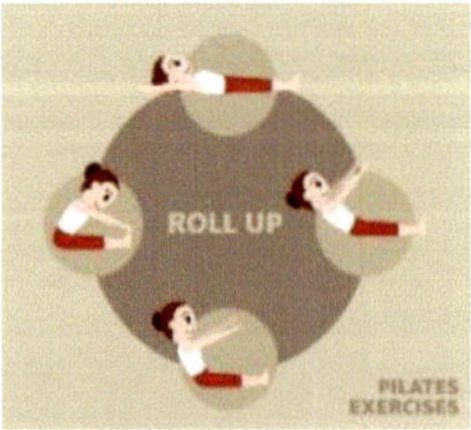	Das Hochrollen (Roll Up)	Langsitz	Rücken-lage	2-mal
16	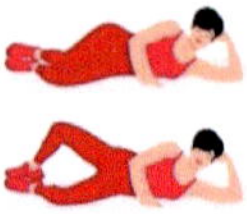	Die Muschel (Clam) – Links	Seiten-lage Links	Seiten-lage Links	10-mal Links

17	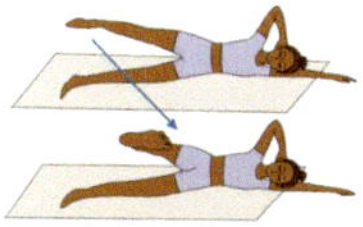	Der Tritt auf der Seite I (Side Kick I) – Links	Seiten-lage Links	Seiten-lage Links	4-mal Links
18	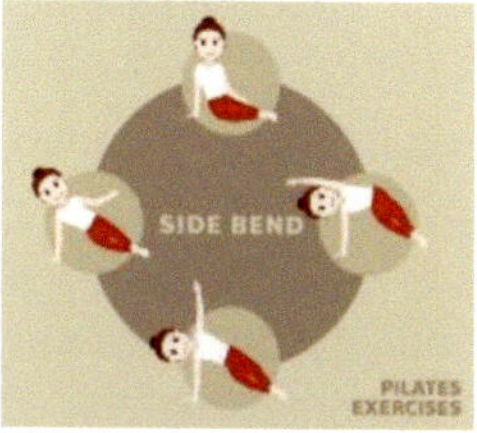	Die seitliche Deh-nung (Side Bend) – Links	Seiten-lage Links	Seiten-lage Links	3-mal Links
19	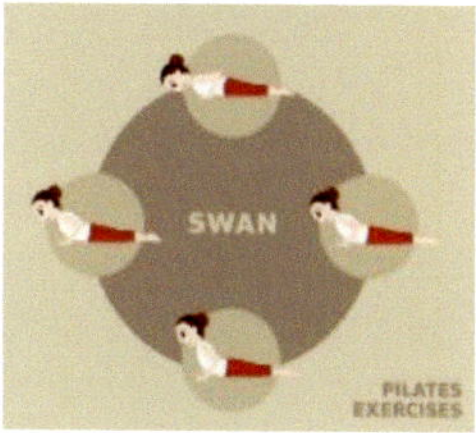	Der Schwan (Swan)	Bauch-lage	Bauch-lage	4-mal
20	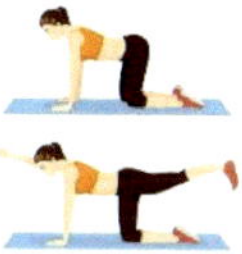	Der Vierbeiner (Quadruped)	Vierfüß-lerstand	Vierfüß-lerstand	4-mal
21	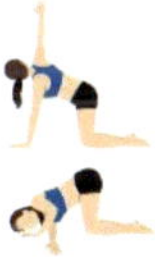	Das Nadelöhr (Thread The Needle)	Vierfüß-lerstand	Vierfüß-lerstand	5-mal auf je-der Seite
22	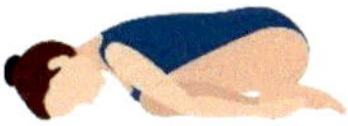	Ruheposition	Fersen-sitz	Fersen-sitz	1–2 Minuten

Ausgewogene Ernährung und ausreichend Schlaf

Ausgewogene Ernährung

Das Prinzip des gesunden Geistes im gesunden Körper ist nun hinlänglich bekannt. Neben Sport und Bewegung gehört hierzu zweifelsfrei auch die Ernährung. Beginnen Sie damit, sich bewusster zu ernähren. Erstellen Sie eine Liste mit ...

- Lebensmitteln, auf die Sie verzichten können: Dies sollten vornehmlich ungesunde, das heißt zuckerhaltige und fetthaltige Lebensmittel sein.
- Lebensmitteln, die Sie vermehrt essen wollen: Die meisten von uns essen zu wenig Obst und Gemüse. Nicht alles schmeckt dabei jedem, doch es gibt kaum einen Menschen, der keinerlei Geschmack an Obst und Gemüse findet. Listen Sie also Produkte auf, die Ihnen schmecken, und versuchen Sie, diese verstärkt zu konsumieren.
- Lebensmitteln, die Sie neu ausprobieren möchten: Es gibt jede Menge gesunde und wohlschmeckende Lebensmittel, die wir erst im Laufe der letzten Jahre im europäischen Raum zu schätzen gelernt haben, z. B. Quinoa, Avocados, Buchweizen oder Bulgur. Zögern Sie nicht und probieren Sie entsprechende Lebensmittel aus. Seien Sie offen für Neues und unterstützen Sie so Ihre gesunde Ernährung.

Eine bewusste Ernährung fördert Konzentration und Leistungsfähigkeit, insbesondere den traumabedingten Folgen wie Konzentrations- und Erinnerungsstörungen können Sie so entgegenwirken. Sie fühlen sich körperlich gesünder, was auch Ihren Geist fördert. Je stabiler Sie sich fühlen (körperlich und mental), desto besser können Sie auch Ihre Traumata verarbeiten und lernen, sich diesen selbstbewusst zu stellen.

Gesunder Schlaf

Wir haben bereits gelernt, dass geregelte Uhrzeiten wichtig für einen gesunden Schlaf sind. Außerdem tut auch der Sport sein Übriges. Wenn Sie körperlich fit sind, schlafen Sie in der Regel besser. Dennoch haben viele Menschen das Problem, dass sie vor dem Zubettgehen wieder vermehrt mit negativen Gedanken konfrontiert sind, da Flashbacks und Erinnerungen an traumatische Erlebnisse nachts häufiger auftreten. Nachts, in der Dunkelheit, fühlen wir uns tendenziell eher alleine als tagsüber, selbst wenn wir mit unserem Partner zusammenleben. Das Gefühl, alleine zu sein, kann traumatische Erlebnisse reproduzieren, da keine Ablenkung zur Verfügung steht. Allerdings ist die vermeintliche Ablenkung in Form von Medienkonsum (TV, Laptop oder Handy) ebenfalls nicht zu empfehlen. Mediale Inhalte wühlen kurz vor dem Zubettgehen zu sehr auf und können uns ihrerseits wiederum (negativ) emotional beschäftigen. Ein festes Ritual vor dem Zubettgehen kann Abhilfe schaffen.

Übung:

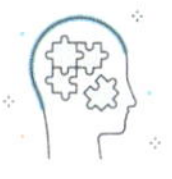

Abendrituale etablieren

Am Abend müssen Sie die oben erwähnten Reize des Tages verarbeiten. Zudem werden die Gedanken intensiver, die Trauer, die Erinnerungen, alles kocht plötzlich aufs Neue in Ihnen hoch. Auch hierbei hilft es, die Gedanken aufzuschreiben, am besten machen Sie sich Notizen in Form eines Tagebuchs (Journals). Diese Übung hatten wir bereits eingehend besprochen.

Stellen Sie dabei insbesondere die positiven Aspekte des vergangenen Tages hervor: Was lief gut? Welche positiven Erfahrungen haben Sie gemacht? Welche angenehmen sozialen Begegnungen haben Ihren Tag bereichert? Wofür sind Sie dankbar? Mit dem Journaling stoppen Sie nicht nur das Grübeln, sondern sortieren auch Ihre Gedanken und gehen mit einem positiveren und aufgeräumteren Gefühl schlafen.

Darüber hinaus gibt es weitere Möglichkeiten, sich abends zu entspannen, abzulenken oder auf andere Gedanken zu kommen, die in keinem Zusammenhang mit dem Trauma stehen und keine Belastung darstellen. Ein Abendspaziergang kann dabei helfen, die Gedanken zu sortieren, ebenso eine der genannten Meditationen kurz vor dem Zubettgehen. Auch ein Bad wirkt äußerst beruhigend. Probieren Sie es aus und nehmen Sie ein warmes Entspannungsbad – im Anschluss daran fühlen Sie sich entspannter und bestenfalls emotional ausgeglichener, sodass Sie mit einem guten Gefühl und ohne belastende Gedanken ins Bett gehen können.

Regelmäßige soziale Kontakte und Unterstützung suchen

Unter Menschen zu gehen, ist ein Ratschlag, den Ihnen vermutlich jeder Bekannte oder Freund geben würde, denn tatsächlich hilft die Gesellschaft anderer Menschen nachweislich dabei, auf andere Gedanken zu kommen und negative Gedankenkreisläufe zu durchbrechen. Sie müssen dafür nicht unbedingt eine große Veranstaltung oder eine Feier besuchen, ratsam wäre es aber, zumindest die eigenen vier Wände zu verlassen, um auf andere Gedanken zu kommen. Besuchen Sie einen guten Freund oder eine Freundin zu Hause, gehen Sie in ein Restaurant, eine Bar, ins Kino oder auch in den Stadtpark – Hauptsache, Sie befinden sich in einer Umgebung, in der Sie sich wohlfühlen und die Sie in keiner Weise an eine traumatische Situation erinnert.
Sie können dabei zum Beispiel durch einen Kino- oder Theaterbesuch Ablenkung finden, weil Sie sich dort auf etwas vollkommen anderes einlassen müssen, oder aber aktiv das Gespräch suchen. Entscheiden Sie, welche Variante für Sie in diesem Moment hilfreicher ist – ablenken oder aussprechen. Je nachdem, wonach Ihnen der Sinn steht, wird jeweils nur eine bestimmte Anzahl von Freunden und Bekannten infrage kommen, Sie kennen Ihren Freundeskreis selbst am besten und wissen, bei wem Sie sich das Herz ausschütten

können und wer tendenziell eher für einen Kinoabend oder einen Absacker in einer Bar zu haben ist. Doch auch das ist positiv zu betrachten: Wenn Sie über einen diversifizierten Freundeskreis verfügen, haben Sie immer einen Ansprechpartner oder eine Ansprechpartnerin, unabhängig von Ihrer aktuellen Gemütslage.

Gute Freunde sind in schlechten Zeiten füreinander da. Haben Sie also kein schlechtes Gewissen und fühlen Sie sich nicht schlecht, weil Sie anderen möglicherweise zur Last fallen könnten. Natürlich kann es auch einem guten Freund einmal zu viel werden, doch Freundschaft lebt von Offenheit und Ehrlichkeit, das heißt, er wird Ihnen sagen, wenn er selbst eine mentale Auszeit braucht. Solange dies nicht der Fall ist, sollten Sie nicht zögern und Ihre Sorgen, Ängste und Gefühle teilen. Reden hilft und das Gefühl, sich jemandem anvertrauen zu können, sorgt zudem für eine positive Grundhaltung. Suchen Sie daher aktiv den Kontakt zu Ihren Freunden und denken Sie nicht, dass Sie jemandem zur Last fallen.

Der Weg zur professionellen Hilfe

**„Wenn jeder dem anderen helfen wollte,
wäre allen geholfen."**
(Marie von Ebner-Eschenbach)

Es sagt sich vermeintlich leicht: Holen Sie sich professionelle Hilfe. Doch allein die Suche und die Auswahl eines passenden Therapeuten sind wichtige und daher herausfordernde Aufgaben. Neben Kriterien wie der fachlichen Qualifikation sind auch die persönliche Chemie sowie die Methode, die der Therapeut anwendet, entscheidend. In diesem Kapitel soll es darum gehen, wie Sie die richtige Auswahl treffen, anhand welcher Kriterien Sie sich für oder gegen einen Therapeuten entscheiden und wie die Auswahl praktisch vonstattengeht. Um sich für den richtigen Therapieansatz zu entscheiden, ist es zunächst von Bedeutung, die gängigsten Ansätze zumindest im Groben zu kennen.

Therapeutische Ansätze und Methoden

Kognitive Verhaltenstherapie (KVT)

Die kognitive Verhaltenstherapie (KVT) ist ein weit verbreiteter und gut erforschter Therapieansatz, der darauf abzielt, ungesunde Denkmuster und Verhaltensweisen zu identifizieren und zu verändern. In der Traumatherapie wird die KVT häufig eingesetzt, um traumabezogene Symptome wie Angst, Depressionen und Flashbacks zu behandeln. Der Ansatz basiert auf der Annahme, dass traumabezogene Symptome durch negative Denkmuster und Verhaltensweisen aufrechterhalten werden können, die im Laufe der Zeit erlernt wurden. Durch die Identifizierung und Veränderung dieser Denkmuster und Verhaltensweisen kann die KVT dazu beitragen, traumabezogene Symptome zu lindern und das psychische Wohlbefinden zu verbessern.

Kognitive Umstrukturierung

In der Psychotherapie wird beim Prozess der Umwandlung von negativen in positive Glaubenssätze häufig die Methode der *kognitiven Umstrukturierung* angewendet. Grundlage dieser Methode ist das sogenannte **A-B-C-Modell**.

Stellen Sie sich eine Situation vor, die potenziell traumatisierend wirken kann. Hierbei können Sie selbstredend an Ihre individuelle Situation denken, der Einfachheit halber betrachten wir an dieser Stelle jedoch folgendes Beispiel:

> Sie haben unerwartet Gewalt erfahren, jemand hat Sie auf dem Weg nach Hause körperlich angegriffen und Ihre Tasche entwendet. Ein unvorhersehbarer Angriff kann zu einer traumatischen Belastung in Form eines steigenden Unsicherheitsgefühls führen. Im Rahmen einer Therapie werden Sie nun gebeten, die Ursache für Ihr Unsicherheitsgefühl zu benennen.

Sehr wahrscheinlich werden Sie das Ereignis, in unserem Beispiel den Überfall (A), als Ursache für Ihre Angststörung (C) nennen. Anhand der Buchstabenvergabe können Sie aber bereits erahnen, dass Sie dabei einen Schritt übersehen: nämlich Ihre Wahrnehmung und Ihre eigenen Gedanken und Emotionen (B).

Diese sind es schließlich, die Ihnen das Gefühl von Unsicherheit vermitteln; wahrscheinlich wurden Sie zuvor noch nie überfallen, vermutlich finden auch an diesem Ort statistisch gesehen nicht signifikant viele Überfälle statt.

Man könnte also, rein rational betrachtet, sagen, dass das Gefühl, nicht sicher zu sein, jeder Grundlage entbehrt. Sie haben allerdings ein Erlebnis, auf das Sie sich beziehen und mit dem Sie das Gefühl der Angst und Unsicherheit verbinden.

Dieses Erlebnis ist in Ihrem Gedächtnis gespeichert und mit Emotionen angereichert. Diese Emotionen sind es wiederum, die das Gefühl von Unsicherheit und Angst in Ihnen auslösen – nicht das Ereignis (A), sondern die von Ihnen daraus abgeleiteten Emotionen und Gedanken (B) sind der Grund für Ihre Angststörung (C).

Die kognitive Umstrukturierung erfolgt also auf Grundlage des A-B-C-Modells. Der Ansatz, der dabei verfolgt wird, ist die Umstrukturierung von B, also der eigenen Gefühlswahrnehmung und der daraus resultierenden (negativen) Gedanken. In der Literatur werden meist fünf Schritte genannt:

1. **Die Vermittlung des kognitiven Modells (an den Klienten):** Zunächst muss der Klient verstehen, was das A-B-C-Modell bedeutet. Er darf nicht länger davon ausgehen, dass A zu C führt, sondern muss den Zwischenschritt B erkennen, denn nur so kann er an einer Umstrukturierung der Empfindungs- und Gedankenwelt arbeiten.

2. **Die Aufdeckung von dysfunktionalen Kognitionen in einer konkreten Problemlage:** Der Klient muss erkennen, dass seine Kognitionen dysfunktional sind, dass sie ihn im Alltag also mehr belasten, anstatt ihm weiterzuhelfen. Wenn sämtliche Äußerungen oder Kommentare negativ auf die eigene Person bezogen werden, stellt dies eine erhebliche Belastung dar, derer Sie sich entledigen sollten. Beziehen Sie sich bei der Aufdeckung der Dysfunktion stets auf konkrete Beispiele aus dem realen Erleben. Diese helfen Ihnen dabei, das Problem zu verstehen.

3. **Die Infragestellung dieser dysfunktionalen Kognitionen:** Wenn der Klient seine Kognitionen als dysfunktional erkannt hat, besteht der nächste Schritt in der Infragestellung. Dazu können einfache Fragen gestellt werden: „Wie kommst du darauf – kannst du es belegen?" Dem Klienten sollen an dieser Stelle alternative, positive Deutungsmuster von Situationen vermittelt werden. Wo zuvor noch negative Kognitionen standen, sollen nun positive(re) Verbindungen aufgebaut werden. Das negative Denkschema grundlegend infrage zu stellen, ist dabei der erste Schritt.

4. **Die Erarbeitung von angemessenen / funktionalen Kognitionen:** Sind die negativen Kognitionen erfolgreich als dysfunktional erkannt und ausreichend infrage gestellt, sodass der Klient sich innerlich von ihnen verabschiedet hat, gilt es, angemessene Kognitionen zu erarbeiten. Aus der Äußerung (A) sollen also positive Gedanken (B) entstehen, damit das Gefühl (C) ebenfalls positiv ist. Die Kognitionen müssen vom Klienten selbst erarbeitet werden, ein Therapeut kann allerdings assistierend zur Seite stehen, indem er gezielte Fragen stellt. Letzten Endes handelt es sich um eine Neuinterpretation der erlebten Wirklichkeit, die vom Klienten aus kommen muss. Stellen Sie sich den Prozess der Umstrukturierung vor wie die Interpretation eines Kunstwerks. Sie sehen ein Stillleben mit einer welken Blume (ein sogenanntes Vanitas-Symbol / lat.: vanitas = Vergänglichkeit). Sie können das Bild sehr negativ sehen und als Symbol für Verwesung und Tod betrachten. Doch ist es nicht erfreulicher, wenn Sie stattdessen Wandel und Veränderung darin sehen? Während eine Blume welkt, blüht die nächste auf, und so weiter ...

5. **Die Einübung der funktionalen Kognitionen in konkreten Problemlagen:** Ähnlich wie die Interpretation eines Kunstwerks kann auch die Erarbeitung funktionaler Kognitionen schnell abstrakt werden. Darum ist es entscheidend, die Kognitionen im Alltag einzuüben und sie so konkret werden zu lassen. Gehen Sie also bewusst durch Ihren Alltag und versuchen Sie gezielt, positiv zu denken und Ihre Umwelt unter positiven Gesichtspunkten zu deuten. Sie werden sehen, dass es Ihnen schon nach kurzer Zeit besser damit geht (Wilken, 2003).

Vorteile:

- **evidenzbasiert:** Die KVT ist ein evidenzbasiertes Therapieverfahren, das heißt, dass sie in zahlreichen Studien ihre Wirksamkeit bei der Behandlung von Traumata und anderen psychischen Gesundheitsproblemen nachgewiesen hat.
- **strukturiert:** Die KVT ist ein strukturierter und zielgerichteter Ansatz, der klare Therapieziele setzt und konkrete Interventionen zur Veränderung ungesunder Denk- und Verhaltensmuster bietet.
- **Kurzzeittherapie:** Die KVT ist in der Regel eine Kurzzeittherapie, die in wenigen Wochen oder Monaten abgeschlossen werden kann, was sie besonders für Menschen mit begrenzten Ressourcen oder Zeitverpflichtungen geeignet macht.

Nachteile:

- **Fokus auf Symptomreduktion:** Ein möglicher Nachteil der KVT ist ihr Fokus auf die Reduktion traumabezogener Symptome, ohne die zugrunde liegenden Ursachen der Traumata umfassend zu adressieren. Es werden zunächst die Symptome bekämpft und nicht unbedingt die Ursachen.
- **begrenzter Fokus auf Emotionen:** Die KVT konzentriert sich in erster Linie auf die Veränderung von Denkmustern und Verhaltensweisen und kann daher weniger auf die Verarbeitung und Integration traumatischer Emotionen eingehen.
- **nicht für alle geeignet:** Die KVT ist möglicherweise nicht für alle Menschen umsetzbar, insbesondere nicht für solche, die Schwierigkeiten haben, sich auf kognitive und verbale Interventionen einzulassen.

Geeignet für:

Die KVT ist besonders geeignet für Menschen, die nach einer strukturierten und kurzfristigen Therapie suchen, um traumabezogene Symptome wie Angst, Depressionen und Flashbacks zu lindern. Sie hilft Menschen, die bereit sind, aktiv an der Veränderung ihrer Denk- und Verhaltensmuster zu arbeiten, und die von einem evidenzbasierten Therapieverfahren profitieren möchten.

EMDR-Therapie (Eye Movement Desensitization and Reprocessing)

EMDR ist eine spezielle Form der Psychotherapie, die darauf abzielt, traumatische Erinnerungen und deren emotionale Belastung zu reduzieren. Der Ansatz basiert auf der Idee, dass belastende Erfahrungen nicht angemessen verarbeitet wurden und daher in Form von traumabezogenen Symptomen wie Flashbacks, Albträumen und Angstzuständen weiterhin präsent sind. Durch die Verwendung von bilateraler Stimulation, wie zum Beispiel Augenbewegungen oder taktile Stimulation, werden die natürlichen Verarbeitungsmechanismen des Gehirns aktiviert, um traumatische Erinnerungen zu verarbeiten und zu integrieren.

Vorteile:

- **Effektivität:** EMDR hat sich als hochwirksame Therapieform bei der Behandlung von Posttraumatischen Belastungsstörungen und anderen traumabezogenen Symptomen erwiesen und wird von vielen Experten als Therapie der ersten Wahl empfohlen.
- **schnelle Ergebnisse:** EMDR kann in relativ kurzer Zeit deutliche Verbesserungen der Symptome bewirken, was es besonders für Menschen mit akuten Belastungsreaktionen oder zeitlichen Begrenzungen attraktiv macht.
- **ganzheitlicher Ansatz:** EMDR ermöglicht es den Menschen, traumatische Erinnerungen auf eine ganzheitliche Weise zu verarbeiten und zu integrieren, indem sowohl kognitive als auch körperliche und emotionale Aspekte berücksichtigt werden.

Nachteile:

- **intensive Emotionen:** Während der EMDR-Sitzungen können intensive Emotionen und körperliche Reaktionen auftreten, da traumatische Erinnerungen aktiviert werden. Dies ist für manche Menschen zusätzlich belastend und erfordert eine sorgfältige Unterstützung durch den Therapeuten.
- **nicht für jeden geeignet:** EMDR ist möglicherweise nicht für alle Menschen geeignet, insbesondere nicht für solche, die Schwierigkeiten haben, sich auf die bilaterale Stimulation oder die Verarbeitung traumatischer Erinnerungen einzulassen.
- **erfordert spezielle Ausbildung:** Die Durchführung von EMDR bedingt eine spezielle Ausbildung und Zertifizierung, um sicherzustellen, dass der Therapeut die erforderlichen Fähigkeiten und Kenntnisse hat, um die Therapie sicher und effektiv bis zum gewünschten Ergebnis durchzuführen.

Geeignet für:

EMDR ist besonders geeignet für Menschen, die nach einer effektiven und ganzheitlichen Therapieform suchen, um traumatische Erinnerungen und deren emotionale Belastung zu reduzieren. Und es profitieren jene Menschen davon, die bereit sind, intensive Emotionen während der Therapie zu erleben und aktiv an der Verarbeitung ihrer traumatischen Erfahrungen zu arbeiten.

Somatic Experiencing

Somatic Experiencing ist ein körperorientierter Therapieansatz, der darauf abzielt, die physiologischen Auswirkungen von Traumata zu behandeln und die natürlichen Regulationsmechanismen des Körpers wiederherzustellen. Der Ansatz basiert auf der Idee, dass traumatische Erfahrungen dazu führen können, dass der Körper in einen Zustand von Übererregung oder Erstarrung gerät, der die natürliche Fähigkeit des Körpers zur Selbstregulation beeinträchtigt. Durch die Verwendung von Achtsamkeit, Atemarbeit und Körperwahrnehmungsübungen hilft Somatic Experiencing den Menschen, die im Körper gespeicherten traumatischen Erinnerungen zu verarbeiten und die physiologischen Auswirkungen von Traumata zu reduzieren.

Vorteile:

- **körperorientierter Ansatz:** Somatic Experiencing bietet einen körperorientierten Ansatz zur Verarbeitung von Traumata, der die physiologischen Auswirkungen von Traumata berücksichtigt und die natürlichen Regulationsmechanismen des Körpers wiederherstellen kann.
- **sanfte und ressourcenorientierte Methode:** Somatic Experiencing verwendet sanfte Methoden, um traumatische Erinnerungen zu verarbeiten, was es besonders geeignet macht für Menschen, die Schwierigkeiten haben, intensive Emotionen während der Therapie zu erleben.
- **Integration von körperlichen und emotionalen Aspekten:** Somatic Experiencing ermöglicht, traumatische Erfahrungen auf eine ganzheitliche Weise zu verarbeiten, indem sowohl körperliche als auch emotionale Aspekte berücksichtigt werden.

Nachteile:

- **langsamerer Prozess:** Somatic Experiencing kann ein langwierigerer Prozess sein als andere Therapieformen, da es Zeit benötigt, um die natürlichen Regulationsmechanismen des Körpers wiederherzustellen und traumatische Erinnerungen auf sanfte Weise zu verarbeiten.
- **erfordert Geduld und Engagement:** Die Durchführung von Somatic Experiencing erfordert sowohl vonseiten des Therapeuten als auch von Patienten Engagement und Geduld, da es Zeit benötigt, um die physiologischen Auswirkungen von Traumata zu reduzieren und die natürlichen Regulationsmechanismen des Körpers wiederherzustellen.

Geeignet für:

Somatic Experiencing ist besonders geeignet für Menschen, die nach einem körperorientierten Ansatz zur Verarbeitung von Traumata suchen, der die physiologischen Auswirkungen von Traumata berücksichtigt und die natürlichen Regulationsmechanismen des Körpers wiederherstellen kann. Es kann auch erfolgreich bei Menschen eingesetzt werden, die eine sanfte und ressourcenorientierte Therapiemethode bevorzugen und bereit sind, Geduld und Engagement für den Therapieprozess aufzubringen.

DIE BEDEUTUNG VON THERAPIE

Therapie ist ein wichtiger und wirksamer Ansatz zur Behandlung von Traumata und anderen psychischen Gesundheitsproblemen. Wir haben nun drei wesentliche Therapieansätze detaillierter kennengelernt, darüber hinaus gibt es weitere Ansätze, die wir jedoch an dieser Stelle nicht allesamt erläutern können, da sie die Rahmen dieses Ratgebers sprengen könnten. Eine generelle Unterscheidung sei an dieser Stelle aber noch getroffen:

- **Psychodynamische Therapieansätze:** Die psychodynamische Therapie basiert auf der Annahme, dass unbewusste Konflikte und frühe Beziehungserfahrungen das Verhalten und die Emotionen beeinflussen. In der Traumatherapie kann die psychodynamische Therapie dazu beitragen, die zugrunde liegenden Ursachen traumatischer Erfahrungen zu verstehen und sie zu verarbeiten. Durch die Erkundung von unbewussten Motiven und Emotionen erlernen Betroffene, traumabezogene Symptome zu verstehen und zu bewältigen (z. B. KVT, EMDR).
- **Körperorientierte Therapien:** Körperorientierte Therapien, wie z. B. Somatic Experiencing oder Körperpsychotherapie, zielen darauf ab, die Verbindung zwischen Körper und Geist zu nutzen, um traumatische Erfahrungen zu verarbeiten. Diese Therapieansätze betonen die Bedeutung von körperlichen Empfindungen und Reaktionen bei der Verarbeitung von Traumata und verwenden Techniken wie Achtsamkeit, Atemarbeit und Körperwahrnehmungsübungen, um die körperliche und emotionale Regulation zu verbessern.

Ganz gleich, für welchen Ansatz Sie sich am Ende entscheiden: Wichtig ist, dass Sie sich entscheiden und eine Therapieform auswählen. Denn sich selbst zu therapieren, ist bei Traumata auf Dauer beinahe unmöglich. Suchen Sie daher professionelle Hilfe. Die Wahl der geeigneten Therapieform hängt von verschiedenen Faktoren ab und sollte individuell erfolgen. Einige Kriterien, die bei der Entscheidung für eine passende Therapieform berücksichtigt werden sollten, sind:

1. **Symptome und Diagnose:** Es ist wichtig, die eigenen Symptome und die Diagnose zu berücksichtigen, um die am besten geeignete Therapieform auszuwählen. Einige Therapieansätze sind besser geeignet für bestimmte Symptome oder Diagnosen als andere. Besprechen Sie mit Ihrem Hausarzt oder mit der Krankenkasse, welche Therapieform für Ihre konkrete Diagnose am besten geeignet ist.

2. **Therapeutische Ausrichtung:** Die therapeutische Ausrichtung und Methodik des Therapeuten spielt eine wichtige Rolle bei der Wahl der passenden Therapieform. Einige Menschen bevorzugen vielleicht eine evidenzbasierte Therapie wie die KVT, während andere sich eher zu körperorientierten Ansätzen hingezogen fühlen. Unabhängig von der rationalen Einschätzung der Ansätze ist auch das Gefühl entscheidend. Womit fühlen Sie sich gut? Wo fühlen Sie sich gut aufgehoben?

3. Persönliche Präferenzen und Ziele: Es ist wichtig, die eigenen persönlichen Präferenzen und Ziele zu berücksichtigen, um eine Therapieform zu wählen, die zu den eigenen Bedürfnissen und Vorlieben passt. Einige Menschen bevorzugen vielleicht eine kurzfristige, lösungsorientierte Therapie, während andere eine langfristige, tiefgreifende Veränderung anstreben. Hören Sie dazu in sich hinein – in der Regel können Sie selbst am besten einschätzen, welcher Ansatz Ihrem Naturell am ehesten entspricht.

4. Therapeutische Beziehung: Die Beziehung zum Therapeuten spielt eine entscheidende Rolle bei der Wirksamkeit der Therapie. Es ist wichtig, einen Therapeuten zu finden, dem man vertrauen kann und mit dem man sich wohl fühlt, unabhängig von der gewählten Therapieform. Wie Sie den richtigen Therapeuten finden, werden wir im nächsten Absatz ausführlich besprechen.

Letztendlich ist es wichtig, dass die gewählte Therapieform den individuellen Bedürfnissen und Zielen entspricht und eine unterstützende und vertrauensvolle therapeutische Beziehung ermöglicht. Durch die Auswahl der passenden Therapieform und die aktive Mitarbeit im Therapieprozess können Betroffene die bestmögliche Unterstützung bei der Bewältigung von Traumata erhalten und ihr psychisches Wohlbefinden optimieren.

Auswahl eines Therapeuten

Die Auswahl eines passenden Therapeuten ist ein wichtiger Schritt auf dem Weg zur Bewältigung von Traumata und anderen psychischen Gesundheitsproblemen. Der Therapeut unterstützt Sie bei Ihrer individuellen Traumabewältigung – um dies allerdings vollumfänglich und angemessen tun zu können, bedarf es eines großen Maßes an Vertrauen in den Therapeuten. Doch Vertrauen ist nicht der einzige Aspekt, den Sie bei der Auswahl berücksichtigen sollten. Dabei gibt es verschiedene Kriterien zu beachten, um sicherzustellen, dass man eine unterstützende und vertrauensvolle therapeutische Beziehung aufbauen kann.

1. Fachliche Qualifikationen und Erfahrung: Ein entscheidendes Kriterium bei der Auswahl eines Therapeuten sind seine fachlichen Qualifikationen und seine Erfahrung in der Behandlung von Traumata und verwandten Problemen. Es ist wichtig, sicherzustellen, dass der Therapeut über eine entsprechende Ausbildung und Zertifizierung und über Erfahrung in der Behandlung von Traumata verfügt. Dies kann durch Recherche auf der Website des Therapeuten, Überprüfung seiner Ausbildung und Zertifizierung sowie durch das Einholen von Referenzen überprüft werden. Außerdem sind die in Deutschland zugelassenen Psychotherapeuten mit ihren jeweiligen Spezialgebieten und Fachrichtungen auf der Webseite der Kassenärztlichen Vereinigung gelistet. Darüber hinaus kann auch Ihre Krankenkasse Sie informieren und Ihnen Experten für psychische Behandlungen empfehlen. Das bedeutet nicht, dass

Sie der Empfehlung zwingend folgen müssen, Krankenkassen achten bei der Auswahl selbstredend auch auf ihr eigenes Budget, wählen aber auf der anderen Seite keine grundsätzlich unseriösen oder unqualifizierten Therapeuten für Sie aus.

https://www.kbv.de/html/psychotherapie.php

2. Therapeutische Ausrichtung und Methodik: Die therapeutische Ausrichtung und die Methodik des Therapeuten sollten zu den eigenen Bedürfnissen und Zielen passen. Einige Therapeuten bevorzugen eine evidenzbasierte Therapie wie die kognitive Verhaltenstherapie, während andere sich auf körperorientierte Ansätze oder psychodynamische Therapie spezialisieren (siehe verschiedene Therapieformen). Es ist wichtig, dass die gewählte therapeutische Ausrichtung und Methodik den eigenen Vorlieben und Zielen entspricht, um eine effektive Therapie zu gewährleisten. Informieren Sie sich also im Vorfeld über die Methoden des Therapeuten und lassen Sie dieses Wissen in Ihre Auswahl einfließen.

3. Persönliche Beziehung und Chemie: Die Beziehung zum Therapeuten spielt eine entscheidende Rolle für den Erfolg der Therapie. Es ist wichtig, einen Therapeuten zu finden, dem man vertrauen kann und mit dem man sich wohl fühlt. Dies kann durch ein erstes Kennenlerngespräch oder durch die Suche nach persönlichen Empfehlungen und Erfahrungsberichten anderer Personen erleichtert werden. Die Chemie zwischen Therapeut und Patient ist entscheidend für eine erfolgreiche Zusammenarbeit und sollte daher sorgfältig geprüft werden. Dabei spielt die fachliche Qualifikation nicht die entscheidende Rolle, es handelt sich dabei um zwei verschiedene Dinge: Auch der beste Therapeut mit den meisten Qualifikationen wird Ihnen bei Ihrem individuellen Problem nicht helfen können, wenn keine zwischenmenschliche Chemie gegeben ist und Sie kein Vertrauen zu diesem Menschen aufbauen können. Prüfen Sie also beide Kriterien unabhängig voneinander.

4. Verfügbarkeit und Erreichbarkeit: Die Verfügbarkeit und die Erreichbarkeit des Therapeuten sind weitere wichtige Kriterien bei der Auswahl eines passenden Therapeuten. Sie sollten sicherstellen, dass der Therapeut regelmäßige Termine anbietet und für Notfälle oder dringende Anliegen jederzeit erreichbar ist. Natürlich darf dies nicht überstrapaziert werden, in einer akuten Notsituation sollte dieser aber erreichbar sein, um Ihnen zu helfen. Dies kann durch die Überprüfung der Verfügbarkeit des Therapeuten sowie durch das Einholen von Referenzen überprüft werden.

5. Kosten und Versicherung: Die Kosten für die Therapie können ein wichtiger Faktor bei der Auswahl eines Therapeuten sein. Es ist wichtig, sicherzustellen, dass die Kosten für die Therapie im Rahmen des eigenen Budgets liegen und dass der Therapeut akzeptable Zahlungsmodalitäten anbietet. Auch sollten Sie überprüfen, ob der Therapeut von der eigenen Versicherung abgedeckt ist oder ob zusätzliche Kosten entstehen. In aller Regel übernimmt die Krankenkasse bei einer nachgewiesenen traumatischen Belastung die Kosten einer Therapie. Wie viele Sitzungen oder welche Methoden jedoch erstattungsfähig sind, kann hierbei variieren. Alternative Methoden zur klassischen Gesprächstherapie werden unter Umständen nicht übernommen, so übernehmen viele Krankenkassen beispielsweise auch keine Kosten für eine Psychoanalyse. Klären Sie im Vorfeld mit Ihrer Krankenkasse ab, ob und, wenn ja, in welchem Rahmen die Therapie bezahlt wird.

Die Berücksichtigung von Erfahrungsberichten anderer Personen kann zudem eine wertvolle Informationsquelle bei der Auswahl eines passenden Therapeuten sein. Durch das Lesen von Erfahrungsberichten anderer Patienten kann man Einblicke in die therapeutische Arbeitsweise und die Qualität der therapeutischen Beziehung gewinnen und so eine fundierte Entscheidung treffen. Es ist jedoch wichtig, Erfahrungsberichte kritisch zu hinterfragen und verschiedene Quellen zu berücksichtigen, um ein umfassendes Bild des Therapeuten zu erhalten. Sie sollten nicht jeder Google-Rezension blind vertrauen; prüfen Sie daher, wie glaubwürdig Ihnen Erfahrungsberichte und Rezensionen erscheinen. Im Zweifel machen Sie sich selbst ein Bild. Enorm hilfreich ist es natürlich, wenn eine Person, die Sie kennen, Ihnen einen Hinweis oder Erfahrungsbericht geben kann. Unter Umständen treffen Sie solche Tippgeber in Selbsthilfegruppen oder Online-Foren. Fragen Sie bei Bedarf gezielt nach einem bestimmten Therapeuten und vielleicht gibt es jemanden, der Ihnen wertvolle Hinweise mit auf den Weg geben kann.

Insgesamt ist es wichtig, bei der Auswahl eines passenden Therapeuten verschiedene Kriterien zu berücksichtigen, um sicherzustellen, dass Sie eine unterstützende und vertrauensvolle therapeutische Beziehung aufbauen können. Durch die Berücksichtigung von fachlichen Qualifikationen und Erfahrung, therapeutischer Ausrichtung und Methodik, persönlicher Beziehung und Chemie, Verfügbarkeit und Erreichbarkeit sowie Kosten und Versicherung treffen Sie am ehesten eine fundierte Entscheidung und erhalten so die bestmögliche Unterstützung bei der Bewältigung von Traumata.

Heilung langfristig im Alltag integrieren

**„Das ist eines der Geheimnisse des Lebens:
Die Seele durch die Sinne zu heilen und die
Sinne durch die Seele.“**
(Oscar Wilde)

Kurzfristige Linderung eines Schmerzes oder bedrückenden Gefühls kann als enorme Befreiung betrachtet werden. Dennoch ändert eine kurzfristige Besserung Ihres Zustands noch nichts an dem Grundproblem. Selbst wenn Sie Mittel und Wege gefunden haben, wie Sie sich akut von negativen Gedanken, Sorgen oder Ängsten befreien, befreit Sie das noch lange nicht von der Ursache der Symptome. Das Ziel muss es also sein, die Heilung langfristig in Ihren Alltag zu integrieren, sodass die Linderung der traumabedingten Probleme nicht bloß eine Momentaufnahme bleibt, sondern sich dauerhaft einstellen kann.

Selbstfürsorge im täglichen Leben

Die Selbstfürsorge ist in der Pyramide auf der Ebene der Individualbedürfnisse einzuordnen. Diese kann enorm wichtig für die Zufriedenheit und das Wohlbefinden eines Menschen sein, um eigene Bedürfnisse zu erkennen und angemessen auf sie einzugehen. Dabei ist es nicht immer leicht, die eigenen Bedürfnisse zu erkennen. Wir neigen dazu, bisweilen gegen unsere eigentliche Empfindung zu handeln, da wir verlernt haben, in uns hineinzuhören. Um herauszufinden, welches Bedürfnis Sie aktuell verspüren und wie Sie dieses am besten befriedigen können, gibt es eine hilfreiche Übung:

Übung:

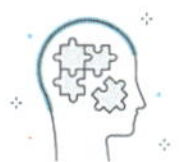

Sich selbst befragen

Wenn wir andere Menschen fragen, wie es ihnen geht, wollen wir etwas über den Gemütszustand des anderen erfahren. Doch warum fragen wir eigentlich immer nur andere Menschen nach ihrem Befinden? Warum stellen wir uns diese Frage nicht selbst? Bei der Selbstbefragung tun wir genau das: Wir treten mit uns selbst in den Dialog und kommunizieren mit uns so, als ob wir eine fremde andere Person wären.

„Wie geht es dir heute?“

„Nicht so gut. Ich fühle mich müde.“

„Und warum?“

„Ich habe schlecht geschlafen.“

„Gab es dafür einen bestimmten Grund?“

So oder so ähnlich sähe ein Dialog mit einem Freund aus, den wir nach seinem Gemütszustand fragen. Nehmen Sie das Gedankenexperiment ernst und fragen Sie genauso interessiert und konsequent nach, als ob es sich um einen Freund handelt. Bei uns selbst glauben wir oftmals, die Antworten zu kennen, tun es aber de facto nicht immer. Gehen Sie dabei kleinteilig vor und stellen Sie viele detaillierte Fragen: „Warum hast du schlecht geschlafen?“, „Seit wann bist du unruhig?“, „Gibt es Phasen, in denen du dich besser fühlst?“, „Was würde dir jetzt guttun?“ ...

Körperliche und mentale Selbstpflege

Schon die alten Römer kannten den Grundsatz: Gesunder Geist in gesundem Körper. Körperliches und geistiges Wohlbefinden hängen in der Tat eng zusammen. Vielleicht kennen Sie das Gefühl, wenn Sie ein paar Kilogramm zu viel auf die Waage bringen und nicht dazu kommen, Sport zu treiben, weil Sie im Job und privat vollends ausgelastet sind. Nicht nur der Körper fühlt sich dadurch schwerer an, sondern im übertragenen Sinne auch der Kopf. Selbstpflege kann also mental erfolgen, wie etwa durch Entspannungsübungen, Meditation oder Wellness, die körperliche Komponente sollte dabei jedoch nicht außer Acht gelassen werden.

Sport, ausreichend Bewegung, insbesondere an der frischen Luft, und eine gesunde Ernährung sind genauso wichtig wie mentale Entspannung. Testen Sie also daher aus, wie Sie beide Aspekte unter einen Hut bringen können. Versuchen Sie, mentale Entspannung zu finden und auf der anderen Seite durch gesunde Ernährung und Bewegung Ihren Körper resilienter zu machen. Wichtig ist, dass Sie sich in Ihrem Körper wohlfühlen, denn durch das traumatische Ereignis sind Sie bereits genug aus der Bahn geworfen worden, sodass Sie nicht noch zu allem Überfluss mit sich selbst hadern sollten. Folgende Übungen können Ihnen dabei helfen, körperlich und damit auch geistig in Form zu bleiben:

- **Kniebeugen**: Mit Kniebeugen können Sie Ihr Workout beginnen. Diese sind leicht in der Umsetzung und erfordern nicht viel Kraftaufwand. 10 bis 20 Stück sind für den Beginn ideal.
- **Liegestütze:** Auch die Liegestütze sind effektiv, denn sie fördern die Stabilität sowie die Rumpf- und Armmuskulatur. Beginnen Sie auch hier mit ca. 10 bis 20 und erhöhen Sie die Anzahl sukzessive.
- **Sit-ups:** Mit Sit-ups stärken Sie Ihre vordere Rumpfmuskulatur, die insbesondere bei Tätigkeiten, bei denen man viel sitzt, selten trainiert wird. Sie werden sehen, dass Ihr gesamter Rumpf sich schon bald stabiler und gesünder anfühlt. Auch hier stellen 10 bis 20 Wiederholungen ein gutes Maß dar.

- **Ausfallschritte:** Ausfallschritte fördern die Mobilität. Da diese Übung in die Beine geht, sollten Sie nur so viele davon machen, wie Sie können. Wichtig dabei ist, kurz stabil zu stehen, also eine kurze Pause zwischen zwei Schritten einzuführen.
- **Planks:** Bei den Planks verlagern Sie Ihr Gewicht auf die Unterarme und heben Ihren Körper nach oben. Sie sind wie eine Planke (ein Brett) in der Luft und halten Ihr Körpergewicht. Was zunächst simpel klingt, ist eine enorm fordernde und kraftintensive Übung, aus der Ihre gesamte Muskulatur gestärkt hervorgeht.
- **Seilspringen:** Seilspringen ist effektiv und fördert die Ausdauer sowie den gesamten Bewegungsapparat. Alles, was Sie dazu brauchen, ist ein Seil.

Zudem haben wir im Laufe des Buches bereits das 30-Minuten-Workout kennengelernt, das Sie in Ihren Alltag integrieren können.

Den eigenen Rhythmus und die Grenzen beachten

Auch hier gilt wieder: Beachten Sie Ihre Kapazitätsgrenzen. Ausnahmen sind jederzeit erlaubt! Wenn Sie sich an einem Tag nicht gut fühlen, müssen Sie keinen Sport treiben. Genauso gut können Sie an diesem Abend zu Hause bleiben und es sich gemütlich machen, wenn Sie der Ansicht sind, dass Ihnen das in diesem Moment besser hilft als alles andere. Auch ist nicht jeder Mensch gleichermaßen physisch belastbar, manche treiben jeden Tag Sport, andere benötigen nach einer intensiven Einheit 1 bis 2 Tage Pause.

Hören Sie also in sich hinein, wenn es um die Belastungssteuerung geht. Passen Sie Ihre Aktivitäten bewusst Ihrem Rhythmus an, um zu verhindern, dass Sie überdrehen oder zu wenig machen. Denken Sie immer daran – es geht um Ihre Gesundheit und um Ihr Wohlbefinden! Daher sollten Sie das tun, was sich für Sie am besten anfühlt. Mit folgendem Ritual können Sie in sich hineinhören:

Übung:

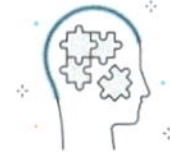

Body Scan

Audiodatei 2

Die Body Scan Meditation

Einfühlsame Kommunikation mit sich selbst

Wir haben bereits über Schuldgefühle gesprochen. Insbesondere, wenn Sie von diesen geplagt werden, verlieren Sie unter Umständen die Wertschätzung für sich selbst. Genauso wie Sie andere jederzeit respektieren sollten, sollten Sie sich selbst ebenfalls respektvoll behandeln. Auch wenn Sie sich Vorwürfe machen oder wenn Sie der Meinung sind, dass Sie Fehler gemacht haben, sagt das noch nichts über Sie als Person aus. Jeder von uns kann Fehler machen, ohne ein schlechter Mensch zu sein. Unabhängig von konkreten Handlungen ist jeder von uns so okay, wie er ist. Selbstmitgefühl und einfühlsame Kommunikation mit sich selbst sind also wichtige Aspekte der Traumaverarbeitung, die helfen können, den Heilungsprozess zu fördern. Hier sind noch einmal die drei wichtigsten Übungen, die Ihnen dabei helfen:

1. Liebevolle Selbstgespräche: Diese Übung besteht darin, mit sich selbst liebevoll und unterstützend zu reden, besonders in Momenten der Not oder des Selbstzweifels. Stellen Sie sich vor, dass Sie mit Ihrem besten Freund oder Ihrer besten Freundin sprechen, und verwenden Sie eine Sprache, die Sie in dieser Situation trösten und ermutigen würde. Anstatt sich selbst zu kritisieren oder zu verurteilen, sagen Sie sich Sätze wie „Es ist okay, dass du dich so fühlst" oder „Du machst dein Bestes und das ist genug". Indem Sie sich selbst mitfühlend ansprechen, können Sie ein Gefühl der Sicherheit und des Trostes in sich selbst kultivieren, was besonders hilfreich ist, wenn Sie mit den Auswirkungen eines Traumas konfrontiert sind.

2. Achtsame Selbstwahrnehmung: Diese Übung beinhaltet die bewusste Beobachtung Ihrer Gedanken, Gefühle und körperlichen Empfindungen ohne Urteile oder Bewertungen. Nehmen Sie sich regelmäßig Zeit, um innezuhalten und sich selbst zu beobachten, ohne sich in die Ereignisse oder Emotionen zu vertiefen. Achten Sie einfach darauf, was in Ihrem inneren Erleben passiert, und nehmen Sie es so an, wie es ist, ohne es zu verändern oder zu bekämpfen. Diese Achtsamkeitspraxis kann dazu beitragen, eine tiefere Verbindung zu sich selbst aufzubauen und ein tieferes Verständnis für die eigenen Bedürfnisse und Reaktionen zu entwickeln, was wiederum bei der Bewältigung von Traumata unterstützend sein kann.

3. Positive Affirmationen: Diese Übung besteht darin, positive und stärkende Aussagen über sich selbst zu wiederholen, um das Selbstwertgefühl zu stärken und Selbstzweifel zu überwinden. Wählen Sie einige positive Affirmationen aus, die für Sie persönlich bedeutsam sind, und wiederholen Sie sie regelmäßig, entweder laut oder leise in Ihrem Inneren. Zum Beispiel könnten Sie sagen „Ich bin stark und mutig", „Ich bin wertvoll und geliebt" oder „Ich bin auf dem Weg zur Heilung und Wiederherstellung". Diese positiven Affirmationen helfen dabei, negative Selbstgespräche zu durchbrechen und ein Gefühl der Hoffnung und Zuversicht zu stärken, was besonders wichtig ist, wenn Sie sich mit den Herausforderungen eines Traumas auseinandersetzen.

Diese Übungen zur einfühlsamen Kommunikation mit sich selbst sind effektive Werkzeuge, um Selbstmitgefühl zu kultivieren, Selbstzweifel zu überwinden und das innere Wohlbefinden zu fördern. Indem Sie sich selbst liebevoll und unterstützend behandeln, können Sie ein Gefühl der Sicherheit und des Trostes in sich selbst finden, das Ihnen dabei hilft, die Herausforderungen eines Traumas zu bewältigen und den Weg zur Heilung zu gehen.

Die Bedeutung von Routinen

Routinen spielen eine fundamentale Rolle bei der Bewältigung von Traumata und der Integration der Heilung in den Alltag. Sie bieten eine stabile Struktur, die in einer Zeit der mentalen Unruhe mit Stress und Angstgefühlen dringend benötigt wird. Indem Sie einen festen Rahmen schaffen, ermöglichen Ihnen die Routinen, eine gewisse Kontrolle über den Alltag wiederzuerlangen, was wiederum ein Gefühl von Sicherheit und Stabilität vermittelt. Der Wert von Routinen in der Traumaverarbeitung liegt in ihrer Fähigkeit, Ihnen als Betroffener dabei zu helfen, sich zu stabilisieren, Ihre Emotionen zu regulieren und schrittweise Ihre Selbstwirksamkeit wiederherzustellen.

Achtsamkeit

Eine der wichtigsten Arten von Routinen in der Traumaverarbeitung ist die tägliche Selbstfürsorge. Diese beinhaltet Aktivitäten, die darauf abzielen, das körperliche, emotionale und geistige Wohlbefinden zu fördern.
Dazu gehören Praktiken wie Meditation, Achtsamkeitsübungen, Yoga oder Entspannungstechniken. Wir haben derartige Übungen bereits kennengelernt und detailliert besprochen. Durch regelmäßige Selbstfürsorge können Betroffene lernen, sich bewusst Zeit für sich selbst zu nehmen, um zur Ruhe zu kommen, Stress abzubauen und eine positive Beziehung zu sich selbst aufzubauen. Diese Praktiken helfen Ihnen dabei, Ihr Nervensystem zu beruhigen und die Stressreaktion des Körpers zu regulieren, was insbesondere bei der Bewältigung von traumatischen Erlebnissen von entscheidender Bedeutung ist.

Bewegung

Ein weiterer wichtiger Aspekt von Routinen in der Traumaverarbeitung ist die Integration von Bewegung und körperlicher Aktivität in den Alltag. Studien haben gezeigt, dass körperliche Bewegung eine wirksame Strategie zur Bewältigung von Trauer und Trauma sein kann, da sie die Freisetzung von Endorphinen und anderen Neurotransmittern fördert, die das Wohlbefinden steigern und die Stimmung stabilisieren können. Ob es sich um regelmäßige Spaziergänge in der Natur, das Training im Fitnessstudio oder das Ausüben einer Lieblingssportart handelt, körperliche Aktivität kann dazu beitragen, den Körper zu stärken, Stress abzubauen und eine positive Routine zu etablieren. Auch zum Thema sportliche Aktivitäten haben wir bereits einige Übungen kennengelernt, die Ihnen bei Ihrem Prozess der Traumaverarbeitung helfen können. Im besten Fall bauen Sie diese Übungen als regelmäßige Routine in Ihren Alltag ein. Zwar ist es besser, die sportlichen Aktivitäten hin und wieder auszuführen, als sie vollkommen sein zu lassen, dennoch liegt insbesondere in der Regelmäßigkeit und der Wiederholung die Kraft der Übungen.

Soziale Interaktion

Darüber hinaus spielen soziale Interaktionen eine entscheidende Rolle bei der Traumaverarbeitung. Der Austausch mit anderen Menschen, sei es mit Freunden, Familie oder in Selbsthilfegruppen, hilft Ihnen dabei, sich verbunden und unterstützt zu fühlen. Gemeinsame Aktivitäten, Gespräche und das Teilen von Erfahrungen können Sie dabei unterstützen, das Gefühl der Isolation zu überwinden und ein unterstützendes soziales Netzwerk aufzubauen, das einen durch schwierige Zeiten trägt. Die regelmäßige Teilnahme an sozialen Aktivitäten kann auch dazu beitragen, die Fähigkeiten zur zwischenmenschlichen Kommunikation zu verbessern und ein Gefühl der Zugehörigkeit zu stärken, was wiederum das Selbstwertgefühl und die Resilienz steigern.

Kreativität

Neben diesen Aspekten der Selbstfürsorge, Bewegung und sozialen Interaktionen spielen auch kreative Ausdrucksformen eine überaus wertvolle Rolle bei der Traumaverarbeitung. Kreative Aktivitäten wie Malen, Schreiben, Musizieren oder Handwerksarbeiten bieten eine Möglichkeit, Emotionen auszudrücken, die oft schwer in Worte zu fassen sind. Durch kreative Ausdrucksformen können Betroffene einen sicheren Raum finden, um ihre Gefühle zu erkunden, ihre Erfahrungen zu verarbeiten und einen Ausdruck für das Ungesagte zu finden. Diese kreativen Praktiken tragen unter anderem dazu bei, das Selbstbewusstsein zu stärken, das Selbstvertrauen zu fördern und eine positive Identität aufzubauen, die über die Traumatisierung hinausgeht. Auch hier ist es entscheidend, dass Sie kreative Übungen als festen Bestandteil Ihres Alltags betrachten und nicht bloß als wiederkehrende Abwechslung. Die Übungen helfen Ihnen und je regelmäßiger Sie diese durchführen, desto mehr Routine gewinnen Sie – und mit der Routine folgt die Sicherheit.

Gesundheit

Schließlich sind gesunde Routinen von entscheidender Bedeutung für die langfristige Bewältigung von Trauer und Trauma. Dazu gehören eine ausgewogene Ernährung, ausreichend Schlaf und eine regelmäßige Tagesstruktur. Eine gesunde Lebensweise trägt dazu bei, die körperliche Gesundheit zu erhalten, das Immunsystem zu stärken und die kognitive Funktion zu verbessern, was wiederum die Fähigkeit zur Bewältigung von Stress und Trauma unterstützen kann.

Wenn Ihnen einmal die Energie fehlt, gesund und ausgewogen zu kochen, spricht nichts dagegen, sich ausnahmsweise einmal Essen zu bestellen oder in ein Restaurant zu gehen. Achten Sie allerdings darauf, dass Sie auch hier tendenziell eher gesunde Lebensmittel zu sich nehmen und nicht zum Fast Food greifen. Auch wenn es vermeintlich guttut, etwas Fettiges, Ungesundes zu essen, schwächt dies auf Dauer Ihr Immunsystem und damit auch Ihre Abwehrkräfte. Durch die Etablierung gesunder Routinen können Betroffene auch ein Gefühl der Kontrolle über ihr Leben zurückgewinnen und das Vertrauen in ihre Fähigkeit zur Selbstversorgung und Selbstregulation stärken.

Insgesamt sind Routinen eine wirksame Strategie zur Bewältigung von Trauer und Trauma, indem sie Struktur, Stabilität und Selbstwirksamkeit fördern. Dadurch, dass Sie regelmäßige Praktiken der Selbstfürsorge, Bewegung, sozialen Interaktion und kreativen Ausdrucksformen integrieren, werden Sie lernen, mit Ihren Emotionen umzugehen, Ihre Resilienz zu stärken und einen Weg zu finden, um langfristig mit den Herausforderungen des Lebens umzugehen. Routinen sollten jedoch individuell angepasst und flexibel gehalten werden, um den Bedürfnissen und Vorlieben jeder Person gerecht zu werden. Durch die kontinuierliche Pflege und Anpassung von Routinen schaffen Betroffene einen stabilen und unterstützenden Rahmen, der ihnen hilft, sich durch schwierige Zeiten zu navigieren und ihr volles Potenzial zu entfalten.

Unterstützung im sozialen Umfeld suchen

Die Suche nach Unterstützung im sozialen Umfeld ist ein wesentlicher Schritt auf dem Weg zur Bewältigung von Traumata. Soziale Beziehungen spielen eine entscheidende Rolle bei der Heilung und bieten einen starken Rückhalt in schwierigen Zeiten. Es ist wichtig, zu erkennen, dass man nicht alleine ist und dass es Menschen gibt, die bereit sind, zuzuhören, zu unterstützen und mitfühlend zu sein.

Der erste Schritt besteht darin, sich bewusst zu machen, dass Sie Hilfe brauchen, und den Mut aufzubringen, sich an Ihr soziales Umfeld zu wenden. Dies kann Freunde, Familienmitglieder, Kollegen oder Mitglieder einer Unterstützungsgruppe umfassen. Indem Sie sich öffnen und Ihre Gefühle teilen, können Sie sich eine Last von den Schultern nehmen und den ersten Schritt in Richtung Heilung machen. Es ist wichtig, zu verstehen, dass das soziale Umfeld nicht nur eine emotionale Unterstützung bietet, sondern auch praktische Hilfe leisten kann. Freunde oder Familienmitglieder können beispielsweise bei der Bewältigung des Alltags helfen, indem sie bei der Kinderbetreuung unterstützen, Einkäufe erledigen oder einfach nur Gesellschaft leisten. Diese kleinen Gesten der Unterstützung machen einen großen Unterschied und tragen dazu bei, dass man sich weniger allein fühlt.

Fragen Sie daher konkret nach, wenn Sie sich an Freunde und Verwandte wenden: „Könntest du mir im Haushalt helfen?", „Würdest du etwas für mich einkaufen gehen?" etc. So weiß Ihr persönliches Umfeld direkt, wie es Sie am besten unterstützen kann. Für manche Menschen in Ihrem unmittelbaren Umfeld ist es wahrscheinlich ebenfalls schwer, mit Ihrer Traumatisierung umzugehen. Sie wissen nicht, wie sie die richtige Ansprache finden sollen, wann sie Ihnen tendenziell eher beistehen sollen und wann Sie Ruhe und Abstand benötigen. Am besten kann Ihr Umfeld Ihnen helfen, wenn Sie offen mit ihm kommunizieren.

Es ist jedoch ebenso wichtig, zu erkennen, dass das soziale Umfeld seine Grenzen hat und nicht immer in der Lage ist, alle Bedürfnisse zu erfüllen. In einigen Fällen können Traumafolgen so stark sein, dass professionelle Hilfe erforderlich ist. Wenn Sie das Gefühl haben, dass die Symptome nicht nachlassen oder sich sogar verschlimmern, ist es wichtig, sich an einen Therapeuten oder Berater zu wenden, der auf die Behandlung von Traumata spezialisiert ist. Diese Fachleute verfügen über die erforderlichen Kenntnisse und Erfahrungen, um angemessene Unterstützung und Behandlung anzubieten und um den Heilungsprozess voranzutreiben.

Es kann an dieser Stelle nicht oft genug betont werden, dass es keine Schande ist, professionelle Hilfe in Anspruch zu nehmen, und dass es ein Zeichen von Stärke ist, um Hilfe zu bitten, wenn man sie braucht. Traumata können eine komplexe und herausfordernde Angelegenheit sein und es ist wichtig, dass Sie die Unterstützung erhalten, die Sie benötigen, um damit umzugehen. Durch die Suche nach professioneller Hilfe können Sie neue Bewältigungsstrategien erlernen, tiefergehende Probleme angehen und langfristige Veränderungen herbeiführen.

Insgesamt ist die Suche nach Unterstützung im sozialen Umfeld ein wichtiger Schritt auf dem Weg zur Bewältigung von Traumata. Indem Sie sich öffnen und Hilfe annehmen, fühlen Sie sich weniger allein, Sie erhalten wertvolle emotionale Unterstützung und praktische Hilfe bei der Bewältigung des Alltags. Sie fühlen sich dadurch sicherer und beschützter. Traumata können eine Herausforderung sein, aber mit der richtigen Unterstützung und Behandlung ist es möglich, den Weg zur Heilung zu finden.

Selbstbewusst und mutig Lebensziele setzen

Selbstbewusst und mutig Lebensziele zu setzen, trotz einer traumatischen Belastung, ist ebenfalls eine kraftvolle Methode, um den Weg zur Heilung zu beschreiten. Auch wenn es zunächst herausfordernd erscheinen mag, ist es wichtig, zu erkennen, dass ein Trauma nicht das Ende aller Träume bedeutet, sondern vielmehr eine neue Perspektive auf das Leben eröffnet. Nachfolgend finden Sie einige Schritte und Überlegungen, die Ihnen helfen können, selbstbewusste Lebensziele zu setzen und diese als Werkzeug zur Überwindung von Traumata zu nutzen:

Übungen:

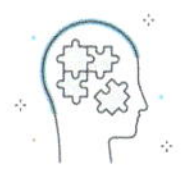

Ziele setzen

1. Reflexion und Akzeptanz: Zuerst ist es wichtig, sich Zeit zu nehmen, um über die eigenen Stärken, Werte und Leidenschaften nachzudenken. Eine gründliche Selbstreflexion kann dazu beitragen, ein tieferes Verständnis für sich selbst zu entwickeln und die eigenen Lebensziele klarer zu definieren. Es ist auch wichtig, die traumatischen Erfahrungen anzuerkennen und zu akzeptieren, ohne sich von ihnen definieren zu lassen. Durch die Annahme der Vergangenheit kann man einen Raum für persönliches Wachstum und Veränderung schaffen.

2. Realistische und erreichbare Ziele setzen: Bei der Festlegung von Lebenszielen ist es wichtig, realistisch zu sein und kleine, erreichbare Schritte zu setzen. Anstatt sich von großen, überwältigenden Zielen überfordern zu lassen, kann es hilfreich sein, sich auf konkrete und messbare Meilensteine zu konzentrieren. Zum Beispiel könnte ein Lebensziel darin bestehen, eine neue Fähigkeit zu erlernen, eine berufliche Weiterbildung abzuschließen oder ein persönliches Hobby oder Interesse zu verfolgen. Durch die Festlegung von realistischen Zielen setzen Sie ein Gefühl der Erfüllung und Selbstwirksamkeit frei, das wiederum dazu beiträgt, das Selbstbewusstsein zu stärken und das Trauma zu überwinden.

3. Sinnstiftende Ziele wählen: Neben praktischen und beruflichen Zielen ist es auch wichtig, Lebensziele zu wählen, die eine tiefe persönliche Bedeutung für Sie haben und Ihnen ein Gefühl von Sinn und Zweck vermitteln. Diese sinnstiftenden Ziele tragen dazu bei, eine positive Lebensausrichtung zu fördern und eine Quelle der Inspiration und Motivation zu sein, besonders in schwierigen Zeiten. Ein sinnstiftendes Ziel könnte darin bestehen, sich ehrenamtlich zu engagieren, eine Familie zu gründen, sich für soziale Gerechtigkeit einzusetzen oder eine kreative Leidenschaft zu verfolgen. Indem Sie Ziele wählen, die den eigenen Werten und Überzeugungen entsprechen, können Sie ein tiefes Gefühl der Erfüllung und Zufriedenheit finden, das Ihnen dabei hilft, das Trauma zu überwinden und ein sinnerfülltes Leben zu führen.

Insgesamt sind selbstbewusste Lebensziele ein kraftvolles Werkzeug, um den Weg zur Heilung von Traumata zu beschreiten. Indem Sie sich selbst reflektieren, realistische Ziele setzen und sinnstiftende Lebensziele wählen, erleben Sie ein Gefühl von Selbstwirksamkeit und Sinnhaftigkeit, das dazu beiträgt, Ihr Trauma zu überwinden und ein erfülltes Leben zu führen. Es ist wichtig, dass Sie sich dabei nicht von Rückschlägen entmutigen lassen, sondern diese vielmehr als Gelegenheit für Ihr persönliches Wachstum und Ihre Weiterentwicklung betrachten. Mit Mut und Entschlossenheit können selbstbewusste Lebensziele dazu beitragen, dass Sie Ihr Leben nach einem Trauma auf neue und erfüllende Weise gestalten und genießen.

Abschließende Worte

Wir haben nun eine lange und sicherlich auch in Teilen herausfordernde Reise hinter uns. Gemeinsam haben wir die Welt der Traumata besser kennengelernt, haben mögliche Ursachen für Traumata ebenso kennengelernt wie deren Auswirkungen auf Ihre mentale Gesundheit. Hiernach haben wir jedoch auch diverse Methoden und Techniken kennengelernt, wie Sie mit Traumata umgehen und im Alltag die Folgen des Traumas effektiv bekämpfen können. Neben theoretischem Grundlagenwissen war unsere Reise also vor allem durch fundierte, praktische Ratschläge geprägt.

Bleiben Sie dennoch stets geduldig: Auch wenn Sie nun verschiedene Instrumente an der Hand haben, die Sie bei der Trauerarbeit unterstützen, handelt es sich möglicherweise dennoch um einen langfristigen Prozess. Verbesserungen kommen nicht vom einen auf den anderen Tag, man kann sie nicht erzwingen und tut gut daran, sich selbst die Zeit zu geben, die es benötigt, um eine traumabedingte Wunde heilen zu lassen. Bleiben Sie dennoch am Ball und integrieren Sie die verschiedenen gezeigten Übungen in Ihren Alltag. Mit der Zeit werden Sie herausfinden, welche davon Ihnen am besten helfen.

Zögern Sie indes nicht, sich professionelle Hilfe zu suchen, wenn dies geboten ist. Wenn Sie merken, dass Sie nicht alleine mit den Folgen des Traumas klarkommen, was vollkommen normal ist, suchen Sie Rat bei einem Psychologen/Therapeuten. Ein Trauma entsteht aus einem einschneidenden Erlebnis, weshalb Ihnen niemand vorwerfen kann, dass Sie dessen Folgen nicht vollends alleine bewältigen können. Eine Mischung aus einer professionellen Anleitung und eigener Initiative ist hierbei der Schlüssel zur Heilung. Nachdem Sie diesen Ratgeber aufmerksam gelesen und damit gearbeitet haben, halten Sie den Schlüssel bereits in der Hand. Nun brauchen Sie nur noch das Schloss zu öffnen und Sie werden sehen, dass es Ihnen schon bald besser gehen wird.

Daher bleibt mir abschließend nichts weiter, als Ihnen viel Erfolg bei der Heilung Ihres Traumas zu wünschen. Versuchen Sie, mithilfe des neu erworbenen Wissens und der hier aufgeführten Übungen die Folgen der traumatischen Belastung zu reduzieren. Fragen Sie, wenn nötig, um Unterstützung, sei es bei guten Freunden, Verwandten oder einem professionellen Therapeuten. Entscheidend ist, dass Sie sich am Ende besser fühlen und wieder verstärkt positiv in die Zukunft schauen, ohne dass Ihnen die traumatische Belastung hierbei im Wege steht.

Literaturverzeichnis und weiterführende Literatur

- Ansorge, U., & Leder, H. (2017). *Wahrnehmung und Aufmerksamkeit.* Wiesbaden: Springer.
- Assmann, J. (1988). Kollektives Gedächtnis und kulturelle Identität. In J. Assman, & T. Hölscher, *Kultur und Gedächtnis* (S. 9-19). Frankfurt: Suhrkamp.
- Batra, A. (2013). *Verhaltenstherapie. Grundlagen, Methoden, Anwendungsbereiche.* Stuttgart: Thieme.
- Beck, A. T., & Harrison, R. (05. März 1982). Stress, neurochemical substrates, and depression: Concomitants are not necessarily cause. *The behavioral and brain science*, S. 101-102.
- Beck, J. S. (2013). *Praxis der Kognitiven Verhaltenstherapie.* Weinheim: Beltz.
- Bees, R. (2011). *Zenons Politeia.* Leiden: Brill.
- Berekoven, L., Eckert, W., & Ellenrieder, P. (2009). Kundenzufriedenheitsforschung. In L. Berekoven, W. Eckert, & P. Ellenrieder, *Marktforschung. Methodische Grundlagen und praktische Anwendung* (S. 293-300). Wiesbaden: Springer Fachmedien.
- Bohleber, W. (Heft 9-10 2000). Die Entwicklung der Traumatheorie in der Psychoanalyse. *Psyche. Zeitschrift für Psychoanalyse und Anwendung*, S. 797-839.
- Bourdieu, P. (1982). *Die feinen Unterschiede. Kritik der gesellschaftlichen Urteilskraft.* Frankfurt: Suhrkamp.
- Brandt, G., & Spangenberg, H. (20. September 2022). Karriere mit Kind. Wie wirkt sich frühe Mutterschaft auf das Erreichen von Führungspositionen bei Akademikerinnen aus? *KZfSS. Kölner Zeitschrift für Soziologie und Sozialpsychologie*, S. 303-327.
- Bühler, P. (51. Jahrgang. Nr. 6 2005). Die Verwirrung des Bewusstseins in sich. Sokrates und die Geschichte der Pädagogik. *Zeitschrift für Pädagogik*, S. 876-891.
- Bühler, P. (2012). *Negative Pädagogik. Sokrates und die Geschichte des Lernens.* Paderborn: Schöningh.
- Damásio, A. R. (2000). *Ich fühle, also bin ich. Die Entschlüsselung des Bewusstseins.* München: List Verlag.

- Demandt, A. (2018). *Marc Aurel. Der Kaiser und seine Welt.* München: C.H. Beck.
- Döring, K. (1998). Sokrates. In H. Flashar, *Grundriss der Geschichte der Philosophie* (S. 141-178). Basel: Schwabe.
- DRK. (2023). *Schockzustand.* Abgerufen am 29. September 2023 von Deutsches Rotes Kreuz: https://www.drk.de/hilfe-in-deutschland/erste-hilfe/schock/
- Eichstätt, J. (1998). Eine experimentell prüfbare Theorie der Willenshandlung und Willensentscheidung, entwickelt am Phänomen Ausdauer. Untersuchung zu freiem Willen und unfreiwilligem Grübeln. *Europäische Hochschulschriften*, S. 610.
- Epiktet. (2014). *Handbüchlein der Moral.* Stuttgart: Reclam.
- Erler, M. (2007). Maieutik. In C. Schäfer, *Platon-Lexikon* (S. 193-194). Darmstadt: Wissenschaftliche Buchgesellschaft.
- Festinger, L. (1957). *A Theory of Cognitive Dissonance.* Stanford University Press: Stanford.
- Festinger, L. (2012). *Theorie der kognitiven Dissonanz.* Bern: Huber Verlag.
- Freud, S. (1923/2013). *Das Ich und das Es.* Stuttgart: Reclam.
- Fromm, E. (1976). *Haben oder Sein. Die seelischen Grundlagen einer modernen Gesellschaft.* München: dtv Verlagsgesellschaft.
- Funke, P. (2009). Polis und Asty. Einige Überlegungen zur Stadt im antiken Griechenland. In G. Fouquet, & G. Zeilinger, *Die Urbanisierung Europas von der Antike bis in die Moderne* (S. 63-79). Frankfurt: Lang.
- Gadamer, H.-G. (1960). *Wahrheit und Methode.* Tübingen: Mohr-Siebeck.
- (2003). Gedanke. In Duden, *Duden. Deutsches Universalwörterbuch.* Berlin: Cornelsen.
- Gilbert, D., & Malone, P. (117. Ausgabe 1995). The correspondence bias. *Psychological Bulletin*, S. 21-38.
- Goffman, E. (1959/2010). *Wir alle spielen Theater.* München: Piper.
- Guckes, B. (2004). *Zur Ethik der älteren Stoa. Psychoanalyse im interdisziplinären Dialog.* Göttingen: Vandenhoek & Ruprecht.
- Hansen, M. H. (2006). *Polis. An introduction to the Ancient Greek City State.* Oxford: Oxford University Press.
- Harris, T. A. (1976). *Ich bin o.k. Du bist o.k. Wie wir uns selbst besser verstehen und unsere Einstellungen ändern.* Hamburg: Rowohlt.
- Hautzinger, M., & Linden, M. (2008). *Verhaltenstherapiemanual.* Heidelberg: Springer Medizin Verlag.

- Heinzel, S. (2020). *Der Krieg in mir. Welche Spuren haben die Erfahrungen der Kriegsgeneration in uns hinterlassen?* Wiesbaden: Springer.
- Hellbrück, J. (16. April 2014). An Lärm kann man sich nicht gewöhnen. (J. Lubbadeh, Interviewer)
- Hershbell, J. P. (1996). Epiktet. In F. Ricken, *Philosophen der Antike II* (S. 184-198). Stuttgart: Kohlhammer.
- Huber, M. (2020). *Trauma und Traumabehandlung Teil 1 + 2.* Paderborn: Junfermann.
- Hügli, A. (2003). Aporie. In A. Hügli, & P. L. (Hrsg.), *Philosophielexikon. Personen und Begriffe der abendländischen Philosophie von der Antike bis zur Gegenwart.* Reinbek: Rowohlt.
- Hüther, G. (1997). *Biologie der Angst - wie aus Stress Gefühle werden.* Göttingen: Vandenhoek & Ruprecht.
- ich-will-meditieren.de. (2018). *Wie finde ich die richtige Meditationsart für mich?* Abgerufen am 27. Mai 2020 von ich-will-meditieren.de: ich-will-meditieren.de/meditationstechniken/
- Joas, H. (1999). *Die Entstehung der Werte.* Frankfurt: Suhrkamp.
- Jorgensen, E. W. (1984). *Eric Berne, Master Gamesman: a Transactional Biography.* New York: Grove.
- Klingen, N. (Nr. 49, . 1/ 2010). Ihr Leben ist wichtiger als Ihre Angst. *Deutsche Apotheker Zeitschrift*, S. 14-17.
- Koentges, C. (2017). Sokratischer Dialog. In A. Wirtz, *Lexikon der Psychologie* (S. 1566). Bern: Hogrefe.
- Konnerth, T. (2010). *Menschliche Kommunikation verstehen. Die Transaktionsanalyse.* Lüneburg: GU.
- Küsel, K. (07. September 2017). *Stressfaktoren.* Abgerufen am 30. Mai 2020 von netdoktor.de: netdoktor.de/stress/stressfaktoren
- LeBon, G. (1911/2009). *Psychologie der Massen.* Hamburg: Nikol.
- Lehmkuhl-Eichhorn, S. (2020). *Stress... Ursachen.* Abgerufen am 30. Mai 2020 von dr-lehmkuhl-eichhorn.de: dr-lehmkuhl-eichhorn.de/Stress_-_emoflex--/Stress_---_Ursachen
- Maaz, H.-J. (2017). *Der Gefühlsstau. Psychogramm einer Gesellschaft.* München: Beck.
- Marx, K. (1859/2017). *Zur Kritik der politischen Ökonomie.* Berlin: Hofenberg.
- Mazur, J. E. (2006). *Lernen und Verhalten.* London: Pearson Verlag.
- Molcho, S. (2002). *Alles über Körpersprache.* Mosaik Verlag: Berlin.

- Plegger, M., Schade, C., Diefenbacher, A., & Burian, R. (2014). Akzeptanz- und Commitment Therapie (ACT). *Zeitschrift für klinische Psychologie und Psychotherapie*, S. 241-250.
- Rauwald, M. (2013). *Vererbte Wunden. Transgenerationale Weitergabe traumatischer Erfahrungen.* Weinheim: Beltz.
- Rosa, H. (2019). *Resonanz. Eine Soziologie der Weltbeziehung.* Frankfurt: Suhrkamp.
- Sachsse, U., Özkan, I., & Streeck-Fischer, A. (2004). *Traumatherapie. Was ist erfolgreich?* Göttingen: Vandenhoeck & Ruprecht.
- Schirach, F. v. (08. Oktober 2018). Vom Fremdsein in der Welt. (B. Bleisch, Interviewer)
- Schlegel, L. (2002). Leitziele. In L. Schlegel, *Handwörterbuch der Transaktionsanalyse* (S. 188-190). Freiburg: Herder.
- Schmitt, W. M., & Nymoen, O. (2021). *Influencer. Die Ideologie der Werbekörper.* Frankfurt: Suhrkamp.
- Schwab, B. L. (16. Dezember 2017). Wie du es schaffst, mit dem Grübeln aufzuhören. (M. Bogner, Interviewer)
- Singer, P. (1979). *Praktische Ethik.* Stuttgart: Reclam.
- Spitzer, M. (2014). *Digitale Demenz. Wie wir unsere Kinder um den Verstand bringen.* München: Knaur.
- Thun, F. S. (1981). *Miteinander reden 1 -Störungen und Klärungen. Allgemeine Psychologie in der Kommunikation.* Reinbek: Rowohlt.
- Watzlawick, P. (2016). *Man kann nicht nicht kommunizieren. Das Lesebuch, 2. Auflage.* Göttingen: Hogrefe.
- Weber, M. (1904/2012). *Die protestantische Ethik und der Geist des Kapitalismus.* Altenmünster: Verlag Jürgen Beck.
- Wenninger, G. (2000). Reaktionszeit. *Spektrum der Wissenschaft*, S. 12-21.
- Wilken, B. (2003). *Methoden der kognitiven Umstrukturierung. Ein Leitfaden für die psychotherapeutische Praxis.* Stuttgart: Kohlhammer.
- Winch, G. (2016). *Emotionale erste Hilfe. Wie wir mit seelischen Verwundungen im Alltag umgehen können.* Paderborn: Junfermann Verlag.
- Wöhrmann, K.-R. (1983). Über einen strukturellen Unterschied zwischen der Mäeutik des Sokrates und dem Sokratischen Gespräch nach Leonard Nelson. In D. Horster, & D. Krohn, *Vernunft, Ethik, Politik. Gustav Heckmann zum 85. Geburtstag* (S. 289-300). Hannover: SOAK.

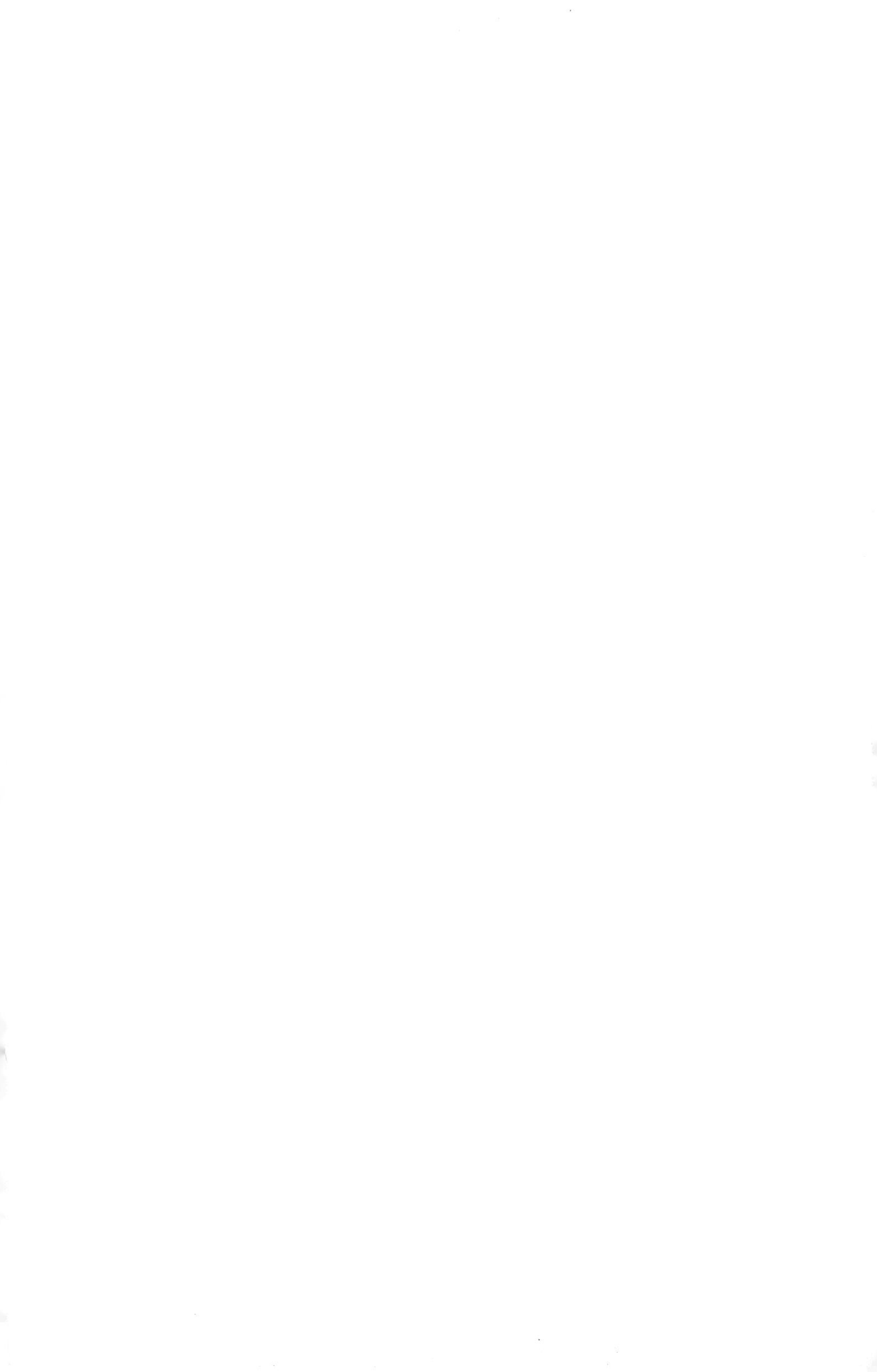